Gewidmet den Liebenden und all jenen,
die sich nach Liebe sehnen.

Shan-Tung Hsu

Feng Shui für die Liebe

Die Kraft der Energien nutzen für eine glückliche Partnerschaft

Aus dem Amerikanischen von
Elisabeth Liebl

Knaur
MensSana

Besuchen Sie uns im Internet: www.droemer-knaur.de
Alle Titel aus dem Bereich MensSana finden Sie im Internet unter
www.knaur-mens-sana.de

Deutsche Erstausgabe Januar 2006

Translated from: »The Yin & Yang of Love. Feng Shui for Relationships«

Published by Llewellyn Publications St. Paul, MN 55164 USA,
www.llewellyn.com

Redaktion: Ralf Lay, Mönchengladbach
Umschlaggestaltung: ZERO Werbeagentur, München
Umschlagabbildung: Fine Pic, München
Satz: Pinkuin Satz und Datentechnik, Berlin
Druck und Bindung: GGP Media GmbH, Pößneck
Printed in Germany
ISBN-13: 978-3-426-87267-3
ISBN-10: 3-426-87267-6

2 4 5 3 1

Inhalt

Vorwort

Ich lehre Feng Shui nun schon sehr lange. Genauso lange bin ich als praktischer Feng-Shui-Berater tätig. Was mir in all diesen Jahren am meisten auffiel, war, dass die meisten Menschen Probleme mit ihren Beziehungen haben und dies eine ihrer Hauptschwierigkeiten ist.

Viele meiner Schüler wie auch meiner Klienten versuchen, im Feng Shui Antworten auf ihre Beziehungsfragen zu finden. Sie wollen wissen, ob diese Kunst ihnen helfen kann, bestehende Partnerschaften zu verbessern oder einen neuen Partner zu finden.

Und ihre Intuition trügt sie nicht. Feng Shui kann hier in der Tat Abhilfe schaffen. Häufig trägt die Raumgestaltung Mitschuld an einer Krise: Manchmal sind die Lebensräume der Betroffenen für ein liebevolles Zusammensein einfach nicht geeignet, mitunter ist der Konflikt bereits im Raum angelegt.

Natürlich kann das Umfeld nicht die einzige Quelle der Probleme sein. Ein Großteil der Schwierigkeiten geht auf Fehlwahrnehmungen oder Missverständnisse zurück, die zu einem ungeschickten oder disharmonischen Umgang mit den Energien führen. Daher werde ich versuchen, diese Fragen möglichst umfassend zu behandeln. Ich werde mich nicht nur mit dem Problem

des Raums beschäftigen, sondern den Energiefluss innerhalb von Beziehungen untersuchen. Im Besonderen geht es mir darum, wie energetische Faktoren mit den Raumelementen zusammenwirken.
Ich weiß, dass Liebesverhältnisse ein vielschichtiges und in gewisser Weise auch heikles Thema sind. Es wurde schon viel darüber geschrieben. Als ich begann, mich mit diesem Problemkreis zu beschäftigen, war mir bewusst, dass ich eine höchst anspruchsvolle Aufgabe vor mir hatte. Doch Schüler und Freunde drängten mich geradezu, meine Erkenntnisse niederzuschreiben, und die Erfahrungen meiner Klienten schenkten mir zusätzlichen Mut.
Bald wurde mir klar, dass Probleme in der Liebe sehr sinnvoll mit den Begriffen des Feng Shui dargestellt werden können. Feng Shui betrachtet die menschlichen Aktivitäten als Teil der Natur. Es sieht sie vor dem Hintergrund sämtlicher natürlicher Vorgänge. Feng Shui macht diesbezüglich keinen Unterschied zwischen Mensch und Natur. Die Natur wiederum unterliegt einem Zyklus von Werden und Vergehen, der den gesamten Kosmos beherrscht. Feng Shui bietet eine sehr umfassende, ganzheitliche Sicht auf das Leben. Und wirkt in Zeit und Raum gleichermaßen – es ist somit ein Wissen, das ganz »natürlich« jedem von uns innewohnt, denn der Mensch steht zum Kosmos in einer Abbildbeziehung. Anders gesagt: Unsere Beziehung zum Kosmos ist dadurch geprägt, dass die wesentlichen Strukturen der kosmischen und der menschlichen Existenz einander gleichen.
Daher betrachtet Feng Shui die Gestaltung des Raumes im Wesentlichen als Energieproblem. Ebenjene »ener-

getische« Sichtweise werde ich in diesem Buch auf Liebesbeziehungen anwenden. Die Betonung liegt hier also mehr auf dem Yin und Yang als konkret auf Mann und Frau. Dies mag auf den ersten Blick ein wenig abstrakt und nicht alltagstauglich wirken, doch so hoffe ich, Ihnen ein *ganzheitlicheres* Bild von Beziehungen vermitteln zu können.

Daher werde ich mich zunächst mit energetischen Fragen im Allgemeinen beschäftigen, um dann zum Problem von Raum und Zeit in Beziehungen überzugehen. Menschen sind lebende, soziale Wesen. Daher ist es nötig, ihre Interaktion mit dem Umfeld genauer zu betrachten, ob es sich nun um den verbalen, energetischen, ernährungsspezifischen oder sexuellen Austausch handelt. Jedem dieser Themenkreise ist ein eigenes Kapitel gewidmet. Auch hier geht es weniger um Detailfragen als um das große Ganze des energetischen Austauschs, weil uns in der heutigen Zeit jener weitere Blickwinkel eben häufig fehlt. Viele von uns leben ein sehr »spezialisiertes«, ja, vereinzeltes Leben, in dem sie sich nur noch auf ihre kleine Welt konzentrieren.

In zahlreichen Büchern und Seminaren wird heutzutage ja versucht, den Menschen konkrete Ratschläge zur Verbesserung ihrer Beziehungen anzubieten. In den meisten davon konzentriert man sich abwechselnd auf die spirituellen, verstandesmäßigen oder emotionalen Aspekte der Partnerschaft. Meiner Ansicht nach halten solche »Problemlösungen« immer nur eine Weile vor, bis die Betroffenen dann wieder in die alten Muster zurückfallen. Das liegt vor allem daran, dass die so erarbeiteten Veränderungen sich auf die gedankliche und emotionale Ebene beschränken, während die grundlegende energetische Ausrichtung des Lebens unverändert bestehen bleibt. Daher ist es so wichtig, sich mit genau dieser fundamentalen energetischen Ebene in Beziehungen auseinander zu setzen.

Sie finden in diesem Buch keine »speziellen Ideen« oder »bisher verborgenen Geheimnisse«. Stattdessen können Sie mehr oder weniger alles, was Sie hier lesen werden, schon vom »gesunden Menschenverstand her« nachvollziehen. Der Unterschied zu anderen Methoden besteht vielleicht darin, dass wir gemeinsam versuchen, nicht nur unsere Denkmuster, sondern unsere gesamte energetische Befindlichkeit zum Positiven hin zu verändern.

Dieses Buch ist weder besonders umfangreich noch kompliziert; ich erhebe keineswegs den Anspruch, das Thema hier bis ins Kleinste erschöpfend zu behandeln. Ich möchte auch nicht »das letzte Wort« bei Ihren Entscheidungen haben. Ebenso wenig, wie es mir darum geht, die allerneuesten, brandheißen News zum Thema »Liebe« zu verkünden. Mein Wunsch ist es vielmehr, Ihnen einige nützliche Werkzeuge an die Hand zu geben, mit deren Hilfe Sie es schaffen können, Krisen in der Partnerschaft vorzubeugen bzw. sie zu überwinden. Ich bin froh, wenn ich dadurch dazu beigetragen habe, dass Sie Ihr Leben zu beiderseitiger Zufriedenheit in einer erfüllten Zweisamkeit verbringen.

1

Liebe: eine natürliche Energie

Die Menschheitsgeschichte wurde von Männern und Frauen geschrieben. Folglich ist sie weit gehend eine Liebesgeschichte – von unerfüllter, erfüllter, verweigerter und verhinderter Liebe. Was immer auch auf der Welt passiert, die Liebe spielt fast jedes Mal eine Rolle. Was immer zwischen Mann und Frau geschieht – Verwicklungen, Hoffnung und Verzweiflung, Freud und Leid –, schafft die Grundlage für die Kultur: für Kunst, Musik, Dichtung und Drama, für jene Leistungen also, die uns von anderen lebenden Wesen unterscheiden (denn soweit wir wissen, sind wir Menschen die einzigen Wesen im Kosmos, die Geschichten erzählen ...).

Über die kulturellen Grenzen aller Zeiten und Landstriche hinweg findet sich hinter den offensichtlichen Unterschieden in Kultur, Religion, Politik immer das Moment der Liebe, der Leidenschaft oder Romantik, das dem Gang der Ereignisse seinen Stempel aufdrückt, ob wir es nun mit Städtern, Bauern oder Nomaden zu tun haben. Manche Philosophen behaupten gar, dass alles menschliche Streben nur darauf abziele (bzw. darauf zurückgehe), die Sehnsucht nach Liebe zu erfüllen.

Die meisten von uns betrachten Liebe als etwas, was vornehmlich auf die Beziehung zwischen zwei Menschen beschränkt ist. In diesem Buch allerdings wollen wir die Liebe unter dem Gesichtspunkt des Feng Shui erörtern, sie in einen breiteren Kontext stellen und uns fragen, was sie mit der höheren Ordnung der Dinge zu tun hat, die unser Dasein prägt.

Liebe als Naturereignis

Feng Shui gilt den meisten Menschen heute als die Kunst, Einrichtungsgegenstände an den richtigen Platz zu stellen: Durch kluge Gestaltung des Raums schafft man förderliche Umstände und vermeidet Schwierigkeiten. Was wir »Feng Shui« nennen, hieß jedoch ursprünglich »Kan Yi« (»das Tao des Himmels und der Erde«). Die Weisheit des Kan Yi aber lehrt uns, unser Leben im Einklang mit den universellen Prinzipien von Himmel und Erde zu führen. Das grundlegende Prinzip dieser Lehren ist es, in Harmonie mit der Natur zu leben und den Gesetzen zu folgen, welche die Natur lenken. Die Beobachtungen der Naturgesetze wurden formuliert in der Lehre von Yin und Yang und den Fünf Elementen. Sie beschreiben die statischen Elemente und dynamischen Wandlungsprozesse, aus denen das Universum letztlich besteht.
Die Lehre von Yin und Yang besagt, dass jede Beziehung zwei Pole umfasst, die nebeneinander existieren und wechselseitig voneinander abhängig sind. Diese beiden einander entgegengesetzten Qualitäten schlagen im Wandlungsprozess jeweils in ihr Gegenteil um. Eine

vollkommene Beziehung basiert auf dem Ausgleich zwischen diesen beiden Polen.
Alles im Universum ist in stetem Wandel begriffen. Während die Lehre von Yin und Yang die statischen Elemente beschreibt, befasst sich die Lehre von den Fünf Elementen mit dem Wandlungsprozess selbst. Dabei werden die Bilder der konkreten Elemente, also Holz, Feuer, Erde, Metall und Wasser, benutzt, um fünf grundlegende Stadien der Wandlung sowie ihre Ergebnisse und ihre wechselseitigen Beziehungen zu beschreiben. Wie die Kräfte von Yin und Yang beschränken und fördern sich auch die Fünf Elemente wechselseitig. Eine vollkommene Beziehung zwischen den fünf Transformationszyklen besteht in der wohlausgewogenen Balance zwischen Förderung und Begrenzung.
So betrachtet, ist die Liebe zwischen Geschlechtspartnern nur eine der Formen, welche die Beziehung zwischen Yin und Yang annehmen kann. Da Yin und Yang das ganze Universum umfassen, zeigt sich die Interaktion zwischen diesen beiden Polen nicht nur in Beziehungen zwischen Menschen oder Tieren, ja nicht einmal nur in Verbindungen zwischen lebenden Wesen. Yin und Yang prägen jedes Verhältnis zwischen den Objekten der sichtbaren Welt, gleich welcher Art. Damit ist sowohl das Verhältnis eines Flusses zu der ihn umgebenden Landschaft gemeint als auch jenes zwischen Ozean und Festland, Wind und Bäumen oder Blumen und Schmetterlingen. All diese Beziehungen sind ein Spiegelbild der grundlegenden Verbindung zwischen Yin und Yang, den Energien des Universums.
Unter diesem Blickwinkel wird deutlich, dass die Wurzel für jede Romanze, jede Liebesbeziehung weit tie-

fer reicht als lediglich in die Bereiche von Lust und Schmerz, Lachen und Weinen. Wenn wir ein Verständnis von Liebe in ihrer höheren Form entwickeln wollen, müssen wir über ihre unmittelbare äußere und innere Erscheinungsform hinausgehen. Wir müssen sie anders betrachten, losgelöst von oberflächlichen Bildern wie Verstrickung und Streit und vom engmaschigen Netz der Emotionen. Gewöhnlich bleibt unser Blick nämlich an der Oberfläche hängen, deren Muster den Stoff für Dichtung und Drama, Malerei und Musik liefert. Die meisten Liebesratgeber mit ihren Theorien, Strategien und Taktiken beschränken sich auf diese Ebene, und so bringen viele Menschen ihr Leben damit zu, ihre verschiedenen Züge auf dem Schachbrett der Liebe immer und immer wieder zu korrigieren und ihre Figuren so aufzustellen, dass sie endlich ein einigermaßen zufrieden stellendes Bild ergeben.

Aber Liebe geht wesentlich tiefer. Sie ist mehr als körperliche Anziehung, angenehmer Zeitvertreib oder glühende Leidenschaft. Und dass Schwierigkeiten dazugehören, ist keineswegs zufällig so, sondern deswegen, weil sie auf das eigentliche Wesen der Liebe hinweisen, die an die tiefsten Tiefen des Universums rührt. Bevor wir die Liebe also nicht von einem übergeordneten Standpunkt sehen können, wiederholen wir wohl immer wieder dieselben Beziehungsmuster, als würden wir ständig einige wenige festgeschriebene Szenen proben. Außerdem ist es ein gewaltiger Unterschied, ob wir etwas von einer höheren Perspektive aus betrachten oder auf einer niedrigeren Ebene wie auf dem Seziertisch analysieren. Die gewöhnliche Sicht der Dinge lässt uns Liebe als quasimechanisches Gefüge verschiedener Einzelelemente betrachten. Blicken wir jedoch in tiefere Schichten bzw. schauen wir von einer höheren Warte aus, erschließt sich uns die ganze Fülle der Erfahrung. Wenn wir diesen »tieferen Blick« riskieren wollen, müssen wir willens sein, die grundlegenden Strukturen des Universums zu sehen. Und hier fangen wir am besten mit dem Fundament von allem an: mit dem Tai Chi.

Tai Chi: der große Uranfang

Die chinesische Metaphysik betrachtet alles, was im Universum geschieht, als Ergebnis der Interaktion von Yin- und Yang-Energien. Selbst die Manifestation des Universums ist das Ergebnis einer Reihe von Wandlungsprozessen, die von Yin und Yang ausgelöst werden. Diese Erkenntnis wird traditionell in dem bekannten Yin-Yang-Symbol (Abb. 1.1) dargestellt.

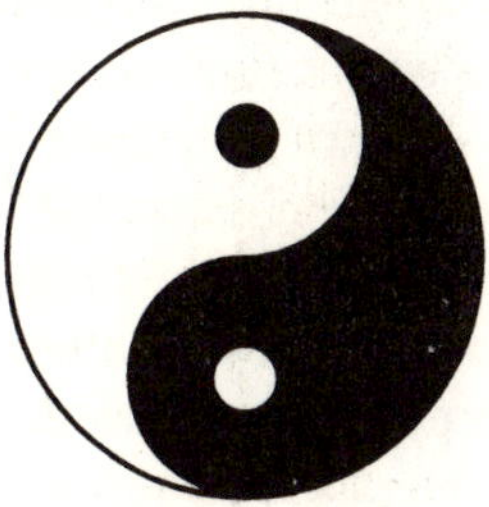

Abb. 1.1: *Das Yin-Yang-Symbol*

Dieses Symbol ist der vollkommene Ausdruck der traditionellen Lehren über das Universum und die Gesetze, die es steuern. Wer es versteht, hält einen wichtigen Schlüssel zum Verständnis der Welt in der Hand. In diesem Bild zeigt sich das Tao, der Weg des Universums. Zahlreiche Menschen kennen dieses Symbol, und doch steckt weit mehr dahinter, als die meisten ahnen. Eine gründliche Erforschung des Yin-Yang-Symbols und seiner Hintergründe führt uns ein in die vorher angesprochene höhere Ordnung der Dinge.

Wenden wir uns also dem Symbolgehalt dieses Zeichens zu, das ursprünglich eigentlich »Tai-Chi-Symbol« hieß. Der Begriff »Tai Chi« besteht aus zwei Wörtern: *tai* heißt »groß«, *chi* »letztendlich«. »Tai Chi« ließe sich also wörtlich übersetzen mit »das große Letztendliche«. Damit ist im umfassendsten Sinne »das große Ganze« gemeint, das allem zugrunde liegt.

Dem chinesischen Denken zufolge enthält noch der winzigste Teil der Natur dieselbe Information wie das Ganze, wenn auch weniger detailliert – so wie die DNS jeder Körperzelle alle Informationen birgt, um den gesamten Körper aufzubauen, oder alle Teile eines Hologramms das gesamte Bild in sich tragen. Auf jeder Ebene sind die einzelnen Elemente komplett: Eine Zelle ist ebenso ein vollständiges Ganzes wie der gesamte Körper, ein Planet, ein Sonnensystem oder eine Galaxie. Und jede Ebene spiegelt in ihrer Ganzheitlichkeit die Ganzheitlichkeit der anderen wider. Auf allen Ebenen manifestiert sich letztlich dasselbe: Unterschiede sind also nur eine Frage der Ebene, auf der wir uns gerade befinden. In diesem Sinne wird jedes Element, jede Beziehung, jedes Ereignis, jedes Phänomen und damit auch jede

Form der Liebesbeziehung im Yin-Yang-Symbol reflektiert, das stellvertretend für *das Ganze* steht.

Sehen wir uns dieses Symbol also ruhig genauer an. Warum ist es rund und hat keine andere Form, dreieckig zum Beispiel oder quadratisch? Was bedeuten die beiden fischähnlichen Formen im Inneren? Und warum werden die beiden Bereiche durch eine s-förmige Trennungslinie geteilt und nicht durch eine Gerade? Wieso findet sich in der dunklen Hälfte ein weißer Fleck und in der weißen ein dunkler? Hat es einen Grund, dass diese Flecken rund sind?

Der Kreis ist die natürliche Form schlechthin: Alles im Universum strebt der Kreisform zu. Materielle Objekte ebenso wie die Zeit krümmen sich und nehmen auf lange Sicht eine zyklische Form an. Wenn er nicht durch andere Objekte oder Ereignisse unterbrochen wird, setzt sich dieser Prozess endlos fort. Und sogar diese Unterbrechungen werden irgendwann einmal zyklisch.

Dabei gilt der Kreis nicht als unveränderliche, geschlossene Form, sondern als Abbild eines Prozesses – bei dem es weder Anfang noch Ende gibt. Und so kann jeder Punkt auf dem Kreis den Anfang bzw. das Ende markieren. Sogar wenn man etwas scheinbar so Lineares wie Ursache und Wirkung betrachtet, dann wird die Wirkung einer Ursache gleichzeitig zur Ursache einer neuerlichen Wirkung. Und so verschränkt sich der Ablauf auf ewig zu einem ununterbrochenen Zirkel. Wenn wir die Dinge auf diese Weise von einer höheren Warte aus betrachten und Ereignisse als Teil eines Zyklus sehen statt als Punkte auf einer Linie, die nur in eine Richtung verläuft, dann ändern sich auch unser Verständnis und unsere Bewertung dieser Ereignisse.

Die beiden fischförmigen Innenbereiche, der eine dunkel, der andere weiß, stehen für die beiden energetischen Pole, die in allem existieren. Der lichte Aspekt ist Yang, der dunkle hingegen Yin. Dem Yang-Aspekt ordnet man folgende Qualitäten zu: aktiv, dynamisch, aggressiv, offen, nach außen gerichtet. Dem Yin-Aspekt hingegen schreibt man diese Eigenschaften zu: passiv, statisch, nachgiebig, verschlossen, nach innen gerichtet. Im Universum ist also der Himmel Yang und die Erde Yin. Der helle Tag ist Yang, die Nacht Yin. Bei den Tieren ist das Männchen Yang, das Weibchen Yin. In der Bewegung ist Yang aufwärts gerichtet, Yin abwärts. Bei den Jahreszeiten ist der Sommer Yang, der Winter Yin. Heiß und kalt, süß und sauer, Freude und Leid, Erfolg und Fehlschlag – und so weiter, und so fort: Die Erfahrung des ganzen Lebens ist ein Gewebe, das sich aus den beiden polaren Qualitäten erhebt.
Die s-förmige Trennlinie zwischen den zwei Bereichen signalisiert, wie eng die beiden Pole aufeinander bezogen und miteinander verbunden sind. Das S sorgt dafür, dass, selbst wenn man das Symbol in Streifen zerschnitte, jeder Streifen Weiß und Schwarz, Yang und Yin enthalten würde. Dies zeigt, dass Yin und Yang letztlich untrennbar sind.
Der helle Punkt im dunklen Bereich und sein dunkles Gegenstück im hellen Teil zeigen, dass jede Kraft immer schon ihren Gegenspieler enthält. In jedem Yang ist Yin bereits angelegt und umgekehrt. In jedem göttlichen Wesen steckt ein Stück vom Teufel, in jedem Satan ist ein Hauch Gottes vorhanden. Dies ist die Grundlage, auf der sich der Wandel entfaltet. Und der Wandel ist wahrhaft ewig, weil jedes Element immer schon den

Samen seines Gegenteils in sich trägt. So erst kann es zu Veränderungen kommen.

Die Tatsache, dass diese »Samen« kreisförmig sind, zeigt, dass auch sie für sich genommen ein ganzes Universum bilden, in dem es ebenfalls Yin und Yang gibt. Yin und Yang können ohne ihren jeweiligen Gegenpart nicht existieren. Sie begrenzen einander, doch sie heben sich auch in ihrer jeweiligen Eigenart hervor. Sie bedingen einander und gehen ineinander über. Und ebendiese Interaktion drückt sich auf jeder Ebene des Daseins aus, in allen Ereignissen und allen Dingen, in jedem Moment des Lebens. Daher trifft das, was wir hier über die abstrakten Zusammenhänge zwischen den Energien der Welt sagen, auch auf die besondere Beziehung zwischen Liebenden zu.

Dabei sollte man sich bewusst machen, dass die Interaktion zwischen Yin und Yang keineswegs von den Kräften des Zufalls gesteuert wird, sondern von einem tiefen inneren Sehnen, das beiden Aspekten innewohnt. Dieses Sehnen richtet sich letztlich auf die Vereinigung, durch welche die Zweiteilung überwunden und die ursprüngliche Einheit wiederhergestellt werden kann.

Die Wandlungsprozesse, denen das Universum unterworfen ist, entspringen der Suche nach Einheit und Gleichgewicht. Und das gilt auch für menschliche Beziehungen. Was sich als sexuelles Begehren, als Romanze und Liebe zeigt, ist nur der Schatten dieser tieferen Sehnsucht der Seele, in die ursprüngliche Einheit zurückzukehren, zum vollkommenen Tai Chi zu werden, zur vollkommen ausgeglichenen Wesenheit. Dies ist der geheime Zweck, der sich hinter den Beziehungen zwischen den Geschlechtspartnern verbirgt. Daher ist die Geschichte der Menschheit letztlich eine Liebesgeschichte, so wie die gesamte Geschichte des Universums eine Liebesgeschichte ist. Und alles, was sich im Verlauf dieser Geschichte ereignet, ist nur eine weitere Etappe.

Dann ist also alles Yin und Yang?

Sobald wir diese Zusammenhänge akzeptieren, können wir die Bilder von Yin und Yang anwenden, um Wandlungsprozesse nachzuvollziehen. Dann können wir Männer beispielsweise als Ausdruck des Yang betrachten, Frauen als Manifestation des Yin und ihre Beziehung als eine mögliche Ausprägung der Interaktion zwischen diesen beiden Urprinzipien. Allerdings sollten wir dabei nicht vergessen, dass Yin sich auch in einem männlichen und Yang in einem weiblichen Körper verwirklichen. Das Zusammenspiel von Yin und Yang ist ebenfalls in gleichgeschlechtlichen Liebesbeziehungen präsent. Die Tatsache, dass die Beziehung zwischen Mann und Frau eine idealtypische Ausprägung der Interaktion zwischen Yang und Yin ist, bedeutet nicht, dass es die einzig mögliche ist. In jeder Art von Beziehung gibt es diese Form der Polarität. Ohne gegensätzliche Pole ließen sich die »Mitspieler« gar nicht unterscheiden. Damit gäbe es auch keine Basis für eine Beziehung. Erst wenn ein Unterschied existiert, kann es zur Gegensatzspannung kommen. Daher ist es entscheidend, dass wir die beiden Pole erkennen lernen, die in jeder Beziehung präsent sind.

So ist eine Partnerschaft, in der alles glatt läuft, durchaus mit schönen, lang gezogenen Wellen (Yang) vergleichbar, die sanft auf einem glatten Sandstrand (Yin) ausrollen. Wohingegen eine stürmische Beziehung Ähnlichkeit mit einer zerklüfteten Küste (Yin) hat, gegen die ständig hohe Wellen (Yang) prallen. Der einzige Unterschied ist, dass wir Menschen hierüber Werturteile fällen, was die Natur nicht tut. Doch das Wesen des Zusammenspiels von Yin und Yang ist letztlich dasselbe.

Wir Menschen werden vom gesamten Universum beeinflusst. Wir sind in Raum und Zeit eingebunden. Um zu verstehen, warum bestimmte Dinge geschehen und wie es dazu kommen konnte, müssen wir den Einfluss dieser universellen Faktoren begreifen lernen. Wir werden unsere Natur nie erfassen, wenn wir unsere besondere Rolle in Raum und Zeit nicht erkennen können.
An dem Punkt kommt nun das traditionelle Feng Shui ins Spiel. In diesem Buch geht es um die Ausprägungen des Zusammenspiels polarer Kräfte im menschlichen Dasein, ganz besonders im Hinblick auf Liebe und Liebesbeziehungen. Wie gesagt, ist Feng Shui für die meisten Menschen die Kunst, seine Umwelt zu gestalten. Dies ist tatsächlich einer seiner hauptsächlichen Anwendungsbereiche. Daher werden wir uns zunächst mit der Frage befassen, wie das Leben in bestimmten Räumen unsere Beziehungen beeinflusst. Ich werde Ihnen zeigen, welche Art von Energie in welchen Räumen vorherrscht und wie Sie diese so verändern können, dass sie Ihr Leben und Ihre Beziehungen fördern, statt sie zu unterminieren.
Doch wir werden auch über die im Westen bekannten

Anwendungsbereiche des Feng Shui hinausgehen und uns mit anderen Elementen des Lebens auseinander setzen: mit Ernährung, körperlicher Bewegung, Kommunikation und Sexualität zum Beispiel. Denn auch diese beeinflussen die energetischen Muster unseres Daseins und unserer Umgebung, was sich wiederum auf unsere Beziehungen auswirkt. Damit lassen wir das klassische Feng Shui keineswegs hinter uns, sondern wenden es, wie die Tradition dies will, auf alle Aspekte des Lebens an.

2

Der Mensch und das Universum

Von unserem Standpunkt aus betrachtet, sind wir Menschen der Mittelpunkt des Universums. In einem der wichtigsten Werke des Taoismus, dem *Tao Te King*, heißt es, es gebe vier große Dinge im Universum: das Tao, den Himmel, die Erde und die Menschheit. Das bedeutet, dass die Menschheit ihren Platz zwischen Himmel und Erde hat und vom Tao, den Prinzipien der Natur, beherrscht wird. Wir sind also einer der vier Hauptaspekte des großen Ganzen, welches das Dasein ausmacht. Gleichzeitig aber sind wir auch ein Abbild dieses Ganzen – oder besser gesagt: Wir sind dieses Ganze, aber auf eine andere, konzentriertere Weise.

Das kosmische Muster

Wie ich bereits in Kapitel 1 erwähnt habe, existieren die Kräfte von Yin und Yang in jedem Phänomen auf jeder Ebene des Universums. Sie durchziehen auch das menschliche Dasein, wobei Männer gewöhnlich von Yang-, Frauen hingegen von Yin-Energie dominiert

sind. Jahrtausendealte Werke befassen sich mit dem Unterschied zwischen Männlichem und Weiblichem auf der physischen, emotionalen und geistigen Ebene. Natürlich wird diese grundlegende Verschiedenheit von den Faktoren Kultur, Religion, Rasse und Geschichte beeinflusst. Auch Klima und Geografie spielen eine Rolle. Wenn man sich allerdings zu sehr auf die Unterschiede zwischen Männern und Frauen konzentriert, geht der Blick für das große Ganze verloren. Daher werden wir uns hier zunächst einmal mit den allgemeinen Charakteristika von Yin und Yang auseinander setzen.
Viele Vorgänge in der Natur können unter dem Aspekt von Yin und Yang betrachtet werden: ab und auf, dunkel und hell, kalt und warm usw. Der prinzipielle Unterschied besteht jedoch darin, dass die eine der beiden Energieformen mehr mit der nicht manifesten Seite der Dinge zu tun hat, die andere hingegen eher mit der manifesten. Alle anderen Polaritäten entstehen aus dieser Grundsatzspannung.
Auch der Unterschied zwischen dem Männlichen und dem Weiblichen auf der menschlichen Ebene lässt sich unter dem Gesichtspunkt der Manifestierung betrachten. Die manifesten oder yanggesteuerten Qualitäten haben mit der Orientierung nach außen, mit der Projektion in die Welt zu tun. Die nicht manifesten oder yingesteuerten Züge stehen für die Orientierung nach innen, für innere Qualitäten. Daher ist der Drang nach außen für Männer der »Normalfall«. Sie sind in der Regel weniger offen für subtile Phänomene, die auf der Bewusstheit der eigenen Reaktionen beruhen. Für Frauen ist es zumeist genau umgekehrt: Sie nehmen die Außenwelt eher über den Umweg ihrer eigenen Reaktion darauf wahr. Es gibt

also einen deutlichen Unterschied im Hinblick auf die Sensibilität der Geschlechter: Wo Männer mit Zentner und Kilo zu rechnen scheinen, messen Frauen in Unze und Gramm.
Diese grundsätzliche Polarität kann sich in unserem Leben auf tausenderlei Weise zeigen. Daher verändert sich die Rollenverteilung zwischen Mann und Frau immer wieder. Doch die Struktur, die diesen wechselnden Ausformungen zugrunde liegt, bleibt immer dieselbe, ganz gleich, in welcher Gestalt sie uns in einer ganz bestimmten Situation entgegentritt. Je besser wir die Qualität von Yang- und Yin-Energien verstehen, desto klarer erkennen wir, wie sie sich in der Interaktion zwischen Mann und Frau bemerkbar machen.
Dass es diesen Unterschied gibt, ist für uns von entscheidender Bedeutung. Nur aufgrund ebenjener Gegensatzspannung kommt es ja überhaupt zur Interaktion. Ohne Unterschied gibt es keine Polarität, ohne Polarität keinen Energiefluss.
Weder Yin noch Yang finden für sich selbst Erfüllung: Jede Kraft braucht ihren Gegenspieler, ohne den es keine Transzendenz geben kann. Daher ist diese fundamentale Verschiedenheit ein positives, kein negatives Merkmal der Existenz. Wenn wir das Zusammenspiel von Yin und Yang auf der Ebene von männlich und weiblich begreifen, die vor uns liegt wie ein offenes Buch, werden wir auch in der Lage sein, die subtileren Formen des Zusammenwirkens in vielschichtigeren Zusammenhängen zu verstehen.

Das menschliche Drama

Wenn die Welt eine Bühne ist und das Leben ein Theaterstück, dann ist die Geschichte der Menschheit ein Spiel mit Abermillionen Charakteren. All diese Figuren jedoch spielen letztlich nur zwei Rollen: die der Männlichkeit und der Weiblichkeit. Der natürliche Unterschied zwischen Männern und Frauen kann wie gesagt auf die grundlegende Differenz zwischen Yin und Yang und die mit ihnen verbundenen Qualitäten zurückgeführt werden. Männer zeigen gewöhnlich mehr Yang-, Frauen mehr Yin-Energie.

Bei alldem dürfen wir nicht vergessen, dass diese Gegensätze hier stark vereinfacht und »idealtypisch« wiedergegeben sind, um ein elementares Verständnis der Unterschiede zu ermöglichen. Die »Typen« kommen so in ihrer »Reinform« nur selten vor. Die Beschreibungen wirken recht verallgemeinernd. Das liegt daran, dass sie ein höheres Verständnis repräsentieren, das auf mannigfachen Beobachtungen der realen Verhältnisse beruht. Sie stellen gleichsam eine »Zusammenfassung« dar, und als solche sollten sie auch betrachtet werden: Sie sollen Ihnen eine Idee vermitteln, wo in der gesamten Bandbreite der Möglichkeiten das Zentrum liegt. Doch wie jede Zusammenfassung sind sie nicht die Geschichte selbst, sondern nur der Punkt, von dem diese häufig ihren Ausgang nimmt. Auch ist keine der folgenden Zuordnungen von Eigenschaften moralisch oder irgendwie sonst wertend gemeint. Mit dieser Information im Hinterkopf können wir uns nun unseren »Kontrahenten« zuwenden.

Logik und Verstand sind Yang, Intuition und Gefühl Yin. Daher herrscht bei Männern eine intellektuelle Energie vor, während bei Frauen die Gefühle dominieren. Männer denken logisch, Frauen mit Gefühl. Doch da Yin und Yang ständig miteinander im Austausch stehen, denken Männer zwar logisch, handeln jedoch aus dem Gefühl heraus. Frauen denken mit Gefühl, handeln aber sehr logisch. Yin und Yang sind in jedem Phänomen, jedem Individuum ausgeglichen.

Der Himmel, Yang, dehnt sich hoch über uns. Die Erde, Yin, liegt zu unseren Füßen. Männer (Yang) haben gewöhnlich den Überblick. Sie haben Visionen und versuchen, das große Ganze zu sehen. Frauen (Yin) sind viel erdverbundener. Sie neigen eher zu den praktischen Fragen des Alltags. Während Männer sich über abstrakte Fragen den Kopf zerbrechen, welche sich um den Sinn, den Ursprung und die Bestimmung unseres Seins drehen, stellen Frauen sicher, dass das Haus sauber und wohnlich ist, dass es genug zu essen gibt und das Baby gefüttert wird.

Große Visionen sind Yang, das Detail Yin. Männer sind ehrgeiziger, haben das starke Gefühl der Berufung, wollen die Welt erobern und für eine große Sache eintreten. Der weltliche Ruhm lockt sie. Frauen besitzen zwar dieselben Talente wie Männer, trotzdem setzen sie diese eher dazu ein, den Mann auf seinem Weg zu unterstützen. Sie betrachten Liebe, Beziehungen und Familie als die Eckpfeiler ihres Daseins.

Yang, die Energie des Himmels, ist dynamisch und strebt nach außen. Yin, die Energie der Erde, ist statisch und richtet sich nach innen. Männer sind von Natur aus mutiger, freimütiger und hartnäckiger. Frauen sind sensibler, empfindsamer und zärtlicher. Männer, die von der Yang-Energie beeinflusst werden, zeigen eine klare Trennung von Geist und Körper, während Frauen mit ihrer Yin-Betonung ein ganzheitlicheres Leben führen. Diese Aufzählung ließe sich noch seitenlang fortführen, doch letztlich entstehen all diese Gegensatzpaare nur aus der grundsätzlichen Differenz zwischen Yin und Yang. Dass diese Unterschiede existieren, ist ein Wunder und ein Segen zugleich. Denn nur aufgrund dieser Polarität kommt es zu jener Spannung, die Menschen letztlich dazu bringt, sich einander zu suchen.

Verstehen wir diese Unterschiede nicht oder erkennen ihre Existenz nicht an, dann werden sie zum Problem, selbst in den simpelsten Angelegenheiten des Alltags. So beschweren sich Männer häufig, dass Frauen so lange brauchen, um sich zurechtzumachen, wenn sie ausgehen. Eine Frau probiert eine Stunde lang die verschiedensten Outfits aus, um sich am Ende doch für das erste zu entscheiden. Auch auf der Shopping-Tour zeigen sich diese Unterschiede. Die meisten Männer klagen, dass Frauen alles anprobieren, um schließlich doch nichts zu kaufen.

Frauen hingegen schimpfen gern darüber, dass Männer nie zu Hause bleiben wollen. Gerade wenn beide Partner arbeiten und das gemeinsame Wochenende näher rückt, kommt es vor, dass der Mann ausgehen oder mit seinen Kumpels Sport treiben möchte, statt zu Hause bei seiner Partnerin zu bleiben.

Diese an sich kleinen Unstimmigkeiten können mit der Zeit zu chronischen Streitereien und am Ende zur Trennung führen. Viele Liebespaare gehen wegen solch kleinlicher Kontroversen auseinander. Die

meisten Menschen kennen dieses Phänomen, ohne für das Problem eine Lösung zu finden, obwohl gute Ratschläge im Hinblick auf die Paarbeziehung heute allenthalben angeboten werden.
Die Wurzel aller Schwierigkeiten liegt darin, dass die meisten Menschen sich dieser Unterschiede durchaus bewusst sind, jedoch nicht wissen, woher sie rühren, und sie daher fraglos hinnehmen. Sie trösten sich mit der Hoffnung, dass ihr Partner sich früher oder später schon ändern werde. In Wahrheit aber sind diese Verschiedenheiten durch die Gesetze der Natur bedingt. Und wir können die Natur schließlich auch nicht dergestalt verändern, dass die Bäume im Frühjahr ihre Blätter fallen lassen und sie dafür im Herbst austreiben. Daher sollten wir uns gar nicht erst wünschen, diese Unterschiede zwischen den Menschen einzuebnen.

Frauen brauchen Zeit, Männer Raum

Betrachten wir die grundsätzliche Verschiedenheit der Geschlechter doch einmal vor dem Hintergrund dessen, was wir über die höhere Ordnung gesagt haben. Das Universum umfasst Raum und Zeit. Zeit ist Yang, Raum ist Yin. Daher sind Frauen stärker mit dem Raum verbunden (Yin). Folglich brauchen sie Zeit (Yang), um ihre Yin-Betonung zu ergänzen. Aus diesem Grund wenden Frauen generell für ihre Angelegenheiten mehr Zeit auf. Deshalb können sie eine Stunde oder mehr damit zubringen, das richtige Kleid für ein Date oder eine Party auszusuchen. Dabei geht es letztlich nicht darum, welches Kleid im Endeffekt gewählt wird. Eine Frau weiß immer schon im Voraus, was ihr steht. Also probiert sie diese Garderobe zuerst an. Doch sie braucht einfach eine gewisse Zeit, um ihre Eindrücke zu erkennen und zu verarbeiten. Aus diesem Grund achten Frauen auch stärker auf Details: Sich um die Details zu kümmern ist ein Prozess, bei dem viel Zeit vergeht. Männer hingegen brauchen zur Ergänzung ihrer angeborenen Yang-Qualität Raum (Yin). Wenn ein Mann also seine freie Zeit nicht mit seiner Frau verbringt, dann heißt das keineswegs, dass er sie nicht liebt oder nicht gern mit ihr zusammen ist.

Während der Flirtphase stellen Männer oft erstaunt fest, dass Frauen zwar Nein sagen, aber Ja meinen. Wenn eine Frau also die Annäherungsversuche eines Mannes zurückweist, muss das nicht unbedingt heißen, dass sie nichts von ihm wissen will. Genauso gut kann es sich um ein »Noch nicht« oder ein »Nicht jetzt« handeln. Eines muss in diesem Zusammenhang allerdings klar gesagt werden: Es ist nicht generell so, dass eine Frau, die Nein sagt, in Wirklichkeit Ja meint. Vielmehr geht es darum, dass beim Flirten oder in vergleichbaren Situationen ein Nein keine hundertprozentige Absage sein muss. Manchmal will sie einfach nicht gedrängt werden und braucht mehr Zeit, um das, was geschieht, zu verarbeiten.

Frauen hingegen beklagen häufig, dass Männer im Flirtstadium ihre gesamte Zeit mit ihnen verbringen wollten; hätten sie jedoch Ja gesagt und eine stabile Beziehung aufgenommen, ließen die Herren der Schöpfung sich nur noch halb so oft blicken als zu jener Zeit, da sie noch werben mussten. Dann beanspruchen die Männer nämlich wieder mehr Raum für sich.

Auch dies ist eine der Ausdrucksformen der wesensmäßigen Verschiedenheit von Männern und Frauen. *Frauen brauchen Zeit, Männer Raum.*

Erst wenn wir verstehen, dass sich in solchen Verhaltensweisen unwiderrufliche Naturgesetze ausdrücken, bringen wir genügend Toleranz und Mitgefühl auf, um diese Unterschiede akzeptieren und mit ihnen arbeiten zu können.

Denn Zufriedenheit hängt in erster Linie von unserem Standpunkt ab: Wenn wir wissen, dass eine bestimmte Situation von Naturgesetzen bedingt ist, können wir uns damit abfinden. Sind wir jedoch der Ansicht, dass böse Absicht hinter dem Verhalten des Partners steckt, dann wird es für uns unerträglich.

In Peking habe ich einmal eine wunderschöne Tänzerin kennen gelernt, die mit einem bekannten Fußballstar verheiratet war. Unglücklicherweise brachte der Beruf der beiden es mit sich, dass sie in verschiedenen Städten leben mussten. Sie waren also nur am Wochenende zusammen. Anfangs, so berichtete die Frau, habe das Verhalten ihres Mannes sie ungeheuer gestört. Dieser verbrachte nämlich jedes Wochenende einen Großteil seiner Zeit mit seinen Freunden und nicht mit ihr. Nach einer gewissen Zeit aber kam sie zu der Ansicht, dass dies ein wichtiger Teil seines Lebens und vor allem auch in beruflicher Hinsicht durchaus nützlich war. Also gab sie ihre Versuche auf, ihn zu Hause zu halten. Dies hatte ohnehin nur zu ständigem Streit und entsprechender Verstimmung zwischen den Partnern geführt. Stattdessen ermutigte sie ihn, mit seinen Freunden auszugehen, sodass er regelrecht Schuldgefühle entwickelte. Am Ende lud er sie ein, doch mitzukommen, und es stellte sich heraus, dass sie ganz gut in seinen Freundeskreis passte. In gewisser Weise war dies die ideale Lösung: So verbrachten sie Zeit miteinander, ohne dass er auf seinen Freundeskreis verzichten musste.

Ein ähnlich gelagerter - schon klischeehafter - Fall ist der des Mannes, dessen Frau ihn ständig drängt, mit ihr einkaufen zu gehen. Wenn er es denn einmal tut, dann steht er lange in der Gegend herum, während sie ein Kleid nach dem anderen probiert oder sich ausgiebig Zeit nimmt, um das Angebot an Handtüchern oder Möbeln zu studieren. Unternimmt man die Shopping-Tour aber zusammen mit einem befreundeten Paar, können die Damen in Ruhe einkaufen, während die Männer einen Kaffee trinken und sich unterhalten.

Dies sind nur zwei Beispiele dafür, wie sich auch scheinbar banale Konflikte lösen lassen, die aus der unterschiedlichen Veranlagung von Männern und Frauen entstehen können. Da die Situation bei jedem Paar anders ist, wird natürlich immer eine individuelle Lösung erforderlich. Jede aber beruht auf der grundsätzlichen Fähigkeit der Partner, die Verschiedenheit der Geschlechter zu erkennen und auf sie einzugehen, statt sie zu ignorieren bzw. unterdrücken zu wollen.

Yin und Yang ziehen sich gegenseitig an, arbeiten aber auch gegeneinander. Harmonie entsteht dann, wenn diese beiden Impulse in ein dynamisches Gleichgewicht kommen. In Harmonie zu leben bedeutet nicht, zugunsten des anderen auf seine Eigenart zu verzichten.

Hinsichtlich ihrer Rechte und ihrer »Wertigkeit« sind Männer und Frauen gleich. In energetischer Hinsicht allerdings sind sie sehr verschieden. Wird ein Mann zu sehr wie seine Frau oder Freundin, verliert er seine Anziehungskraft für sie – und umgekehrt.

Wenn ein Mann längere Zeit mit einer Frau zusammenlebt, glaubt er meist, sie genau zu kennen. Doch da ein Mann keine Frau ist, kann er sie niemals vollkommen begreifen. *Häufig ist es gerade das Vertraute, das wir am wenigsten verstehen.* Vertrautheit ist nicht gleich Verständnis.

Männer zum Beispiel schneiden Frauen manchmal rüde das Wort ab, wenn sie ihre Beweggründe ausführlich darlegen, weil sie glauben, ohnehin zu wissen, was sie sagen werden. Damit aber liegt der Mann gleich in zweifacher Hinsicht daneben. Zunächst einmal glaubt er zu wissen, was abläuft, auch wenn ihm einige Aspekte durchaus entgangen sein mögen. Dann aber zeigt er durch dieses Verhalten auch, wie wenig er begriffen hat, dass Frauen ihre Eindrücke und Gefühle in allen Einzelheiten verarbeiten müssen. Verwehrt man ihnen dies, unterbricht man den gesamten Prozess.

Frauen wiederum haben häufig den Eindruck, ihre Partner seien nicht offen zu ihnen und hielten geheim, was sie denken oder fühlen. Daher unterziehen sie ihre Männer manchmal hochnotpeinlichen Verhören, um herauszufinden, was sie im Hinblick auf eine bestimmte Angelegenheit gerade denken. Der Mann wiederum denkt sich vielleicht gar nichts. Da er aber keine ausführliche Darlegung seines Innenlebens bereithält, glaubt die Frau, er verberge die Details vor ihr – in Wirklichkeit aber sind da vielleicht gar keine Details.

Dem Mann genügt die Entscheidung, die er getroffen hat, sowie die zwei bis drei Begründungen, aufgrund deren er sie gefällt hat. Er sieht meist gar keine Notwendigkeit, die Angelegenheit noch zu vertiefen.

Richten wir unser Augenmerk noch einmal auf das Tai-Chi-Symbol. Yin und Yang sind relativ, nicht absolut zu verstehen. Nichts ist nur Yin oder nur Yang. In jedem Yin steckt Yang, in jedem Yang findet sich ein Quäntchen Yin. Wenn wir also hier davon sprechen, dass Frauen die Yin-Energie verkörpern und Männer die Yang-Energie, dann soll das nicht heißen, dass Frauen ausschließlich yin- und Männer nur yangbetont seien. Es geht vielmehr darum, dass in Frauen allgemein die Yin-Qualität vorherrscht, während in Männern sich das Yang stärker bemerkbar macht. In Zahlen ausgedrückt, würde ich, was die vorherrschende zur schwächeren Energie betrifft, ein Verhältnis von siebzig zu dreißig annehmen.

Männer unterliegen daher einem grundsätzlichen Missverständnis, wenn sie glauben, sie müssten besonders männlich sein, um die Aufmerksamkeit einer Frau zu gewinnen. Auch müssen Frauen keineswegs besonders weiblich erscheinen, wenn sie das Interesse eines Mannes suchen. Andererseits enden die meisten Verbindungen, noch bevor sie begonnen haben, wenn Frauen keinerlei weibliche Züge aufweisen und Männer sich ihrer Männlichkeit verweigern.

Doch eine Spur Yang macht eine Frau ganzheitlicher und daher begehrenswerter. Da Empfindsamkeit und Kultiviertheit ohnehin Yin-Qualitäten sind, wirkt eine Frau, die innere Stärke zeigt, »vollständiger« und fällt gerade aufgrund dieses inneren Gleichgewichts auf.

Auch ein Mann, der bis zu einem gewissen Grad auch Yin-Qualitäten zeigt, wirkt anziehender. Männer kommen ihrem Ideal dann nahe, wenn sie nicht nur stark sind, sondern auch einige Yin-Eigenschaften wie Sanftheit und Humor haben. Männliche Stärke ist für Frauen etwas Selbstverständliches. Niemand fühlt sich mit einem Jammerlappen wohl. Doch während Frauen männliche Stärke durchaus zu schätzen wissen, verlieben sie sich häufig in Männer, die auch Schwäche zeigen, weil sie dann das Gefühl haben, ihrem Partner etwas geben zu können.

Ein berühmter Mann, der eine stark männliche Ausstrahlung hat, mag von tausenden von Frauen angehimmelt werden. Als Partnerin aber wählt er vermutlich eine Frau, der er seine Schwäche zeigen kann.

All das ist eine Frage des Gleichgewichts. Es ist immer ein Quäntchen Yin im Yang nötig und umgekehrt.

Die Kräfte von Yin und Yang werden häufig durch Gegensatzpaare veranschaulicht: oben–unten, rechts-links, Geheimnis–Vertrautheit. Letzteres ist einer jener Gegensätze, die in Beziehungen eine wichtige Rolle spielen. Jede gute Beziehung beruht auf Vertrautheit ebenso wie auf Geheimnis. Wenn Menschen einander zu gut kennen wie Bruder und Schwester zum Beispiel, ist es schwierig, daraus einen Funken Romantik entstehen zu lassen. Ist man jedoch zu weit voneinander entfernt, sodass sich kein Verständnis mehr einstellt, dann ist für eine Liebesbeziehung einfach keine Basis vorhanden.

Hier stellt sich natürlich auch die Frage, ob es zwischen Partnern jemals vollkommene Aufrichtigkeit geben sollte. Natürlich sind gegenseitige Offenheit und Ehrlichkeit für eine Beziehung von zentraler Bedeutung. Absolute Aufrichtigkeit hingegen ist nicht angebracht. Jeder sollte die Möglichkeit haben, in der Beziehung das eine oder andere Geheimnis wahren zu dürfen. Einige dieser Geheimnisse sollten den Partnern heilig sein. Im Allgemeinen jedoch ist es besser, offen miteinander umzugehen.

Die polaren Kräfte von Yin und Yang spiegeln sich auch im Verhältnis von Toleranz und Eifersucht innerhalb einer Beziehung wider. Eine Liebe ohne Eifersucht ist irgendwie nicht vollständig – es wäre wie eine scharfsaure Suppe, die keinen Essig enthielte. Der Geschmack ist einfach nicht mehr so rund und vollkommen.

In der Liebe gibt es keine großen Unterschiede zwischen König und Knecht, zwischen Königin und Dienerin: Alle sind letztlich nur Ausdruck des Wirkens von Yin und Yang. Vor dem Hintergrund der universalen Energie gibt es keine Unterschiede in Status, Ansehen, Reichtum oder Schönheit (bzw. ihrer Gegenspieler). Wenn wir mit der universalen Energie im Einklang leben wollen, sollten wir akzeptieren, dass wir bestimmte Rollen spielen, und sie auch annehmen. Genauso aber sollten wir uns klar machen, dass diese Rollen nur Ausprägungen der einen, grundlegenden Rolle sind, die wir im Zusammenspiel von Yin und Yang innehaben.

Wenn wir das Spiel von Yin und Yang bewusst erkennen können, werden wir fähig, damit aktiv zu arbeiten, statt uns davon beherrschen zu lassen. Solange wir ein Teil dieser Existenz sind, können wir uns nicht davon befreien, aber wir können klug damit umgehen. Wenn wir das Zusammenwirken von Yin und Yang einmal verstanden haben, verfügen wir über eine gute Grundlage für das Verständnis der Beziehungen zwischen den Geschlechtern.

Das Wunder der Gelassenheit

Unser Umgang mit Beziehungen ist meist geprägt von den Geschichten, die wir gehört haben. In diesen Geschichten geht es um das Bemühen, Schwierigkeiten zu überwinden, um Arbeit an der Partnerschaft, um den Triumph über Widerstände. Es ist nichts grundsätzlich falsch daran, hart zu arbeiten. Anstrengung ist vor allem dann nötig, wenn wir eine Karriere planen, auf einem Bauernhof arbeiten oder ein Handwerk erlernen wollen. Im Umgang mit den energetischen Befindlichkeiten in Partnerschaften hingegen ist sie fehl am Platz. Traditionelle Beziehungsstereotypen gehen mit klischeehaften Vorstellungen einher, die unsere Sicht der Dinge einengen können. So erkennen wir möglicherweise nicht, dass es in Beziehungen um mehr geht als beispielsweise um das Flirten und eine »Eroberung«.

Ein junger Mann beschwerte sich einst bei mir, wie frustrierend doch seine Erfahrungen in der Beziehungswelt seien. In seinem Job, so meinte er, könne er sicher sein, in einem begrenzten Zeitrahmen die ersehnte Beförderung zu erzielen, wenn er nur hart genug arbeite. Er wisse einfach, dass ihm dies den weiteren Aufstieg innerhalb der Firma sichern würde. Was man von einer Beziehung zurückerhalte, wisse man hingegen nie genau, ganz egal, wie viel Mühe und Energie er hineinstecke. Ich erklärte ihm, dass diese Beobachtung zwar völlig richtig sei, er aber vollkommen außer Acht lasse, dass es in Beziehungen auch ums »Geschehenlassen« gehe. Anstrengung und Mühe spielen in Beziehungen keine Rolle.

Letztlich gehorchen die Dinge dem Rhythmus der Natur. Was Menschen bewegt, ist schließlich dieselbe Kraft, die auch Sterne und Planeten bewegt. Dies ist kein Zufall und keine »Betriebsstörung«, sondern das Grundmuster der Existenz. Es ist das, was ganz natürlich geschieht. Wir müssen nichts erzwingen, alles geht ganz einfach seinen Gang.

Oft heißt es, dass der Mensch lernt, indem er fleißig studiert, sich konzentriert, seine Aufmerksamkeit auf etwas Bestimmtes richtet und sich Mühe gibt. Natürlich erweist sich eine solche Herangehensweise in manchen Fällen als nützlich. Andererseits bewirkt sie aber auch, dass wir in ein unausgewogenes Verhältnis zu den kosmischen Energien geraten. Anstrengung und Konzentration sind keine Werte an sich. Zu viel Mühe hat zur Folge, dass wir den natürlichen Lauf der Dinge missachten oder ihn auf wenig produktive Weise zu nutzen versuchen. Zu viel Konzentration führt dazu, dass wir das große Ganze aus den Augen verlieren.

Natürliche Prozesse sind einfach und geschehen mühelos. Wasser fließt bergab. Die Flammen des Feuers züngeln von selbst nach oben und außen. Das alles geschieht ohne jede Anstrengung. Leider bringen unsere Unwissenheit und unser Stolz uns immer wieder dazu, bei allem und jedem einzugreifen, um den Lauf der Natur nach unseren Vorstellungen zu dirigieren.

Ein erfolgreicher chinesischer Geschäftsmann erzählte mir einmal, er sei in seiner Jugend verzweifelt einer schönen Klassenkameradin nachgelaufen, die sich jedoch nie für ihn interessiert hatte. Sogar nach Amerika war er ihr gefolgt, als sie dort ihr Studium aufnahm. Nach einigen Jahren, als sie in der Liebe eine bittere Enttäuschung erlitten hatte, willigte sie schließlich in die Heirat mit ihm ein. Sobald die beiden jedoch Mann und Frau waren, erlebte er eine maßlose Enttäuschung. Er hatte sich von ihrer Schönheit angezogen gefühlt und erkannte nun, dass seine Liebe mehr auf Eitelkeit beruhte als auf innerer Verbundenheit. Es ist nur natürlich, dass wir uns Mühe geben, das zu erreichen, was wir uns wünschen. Ist jedoch schon der Wunsch hohl, dann wird uns auch das Ziel unserer Sehnsüchte keine Zufriedenheit schenken.

Manchmal überschlagen wir uns regelrecht, um einen Wunsch Wirklichkeit werden zu lassen, doch sobald wir am Ziel sind, stellen wir fest, dass es nicht das ist, was wir wirklich wollten. Oft stellt sich heraus, dass etwas, was unendlich schwer zu erreichen ist, nicht unbedingt das ist, was wir tatsächlich brauchen. Gerade in Beziehungen trifft dies recht häufig zu.

Wie aber merken wir, ob wir uns auf einem dieser wenig fruchtbaren Kreuzzüge befinden? Durch Bewusstheit. Gewöhnlich sind es Stolz und Anhaftung, die uns daran hindern, den wahren Wert der Dinge zu erkennen, das wirkliche Verhältnis der Energien in einer bestimmten Situation.

Der Schlüssel zum Erfolg ist auch hier, sich dem mühelosen Lauf der Geschehnisse zu überlassen. Am wichtigsten ist es also, dass wir lernen, wann wir lockerlassen, unser Kontrollbedürfnis aufgeben und in jene Abläufe Vertrauen fassen müssen, die sich unserem Zugriff entziehen. Wir müssen lernen, was ein altes Sprichwort besagt: »Eile mit Weile«. Das bedeutet zu akzeptieren, dass der gewaltige Strom des Lebens uns mit sich fortträgt, weil wir so winzig sind.

Doch wenn letztlich Einfachheit ohne Anstrengung alles ist, was wir lernen müssen, weshalb lassen sich dann nicht mehr Menschen vom Fluss des Lebens tragen? Warum führen sie immer wieder diese fruchtlosen Kämpfe? Warum mühen die Menschen sich pausenlos ab?

Die innere Quelle

Wir plagen uns ab, weil wir einen wichtigen Punkt aus den Augen verloren haben. Wir sehen in den Spiegel und halten ihn für ein Fenster. Wir glauben, dass das, was er uns zeigt, die ganze Wahrheit ist – die Wirklichkeit.

Die Spiegelwelt, die wir für real halten, ist das, was wir die »Außenwelt« nennen, die Welt, die wir durch unsere sechs Sinne erfahren.

In Wirklichkeit aber entstehen die Erscheinungen und das Bild, das wir uns von ihnen machen, von innen her. Alles beginnt im Bewusstsein. Wir haben sechs Sinne, daher können wir sehen, hören, riechen, schmecken, fühlen und denken. Dies ist die Basis, von der aus wir mit dem Universum in Kontakt treten und unsere eigene Existenz wahrnehmen.

Doch weil unsere sechs Sinne uns ermöglichen, Informationen aus der Außenwelt zu sammeln, haben wir das Gefühl, dass das, was wir wissen, von außen kommt. In der Folge lassen wir uns zu der Annahme verleiten, dass wir mehr erfahren, wenn wir uns auf die Außenwelt konzentrieren anstatt auf die Vorgänge in unserem Inneren. Wir glauben, die Objekte des Bewusstseins sind die Quelle des Bewusstseins. Und damit beginnen allerhand Schwierigkeiten.
Denn zum einen sind die Informationen, die aus der Außenwelt kommen, gewöhnlich verzerrt. Wir haben keinen direkten Zugang zu dem, was außerhalb unser selbst vorgeht. Unsere Wahrnehmung schafft Eindrücke, und wir verwenden diese, um uns ein Urteil über das zu bilden, was »draußen« vorgeht. Doch dann vergessen wir die ursprünglichen Zusammenhänge und glauben, unsere Eindrücke seien tatsächlich das, was in der Außenwelt geschieht, wie genau oder ungenau sie auch immer sein mögen. Es ist etwa so, wie wenn wir von weitem ein Seil sähen und es für eine Schlange hielten. Die Angst, die wir dann möglicherweise empfinden, bringt uns dazu, diese Wahrnehmung für absolut korrekt zu halten. Wir gönnen uns keine Sekunde, um darüber nachzudenken, wie wir zu diesem Eindruck und dem folgenden Urteil gekommen sind.
Obwohl Bewusstheit in uns beginnen sollte, nämlich mit der Bewusstheit unser selbst, gibt es mehrere Gründe, weshalb unser Blick in die falsche Richtung geht. Zunächst einmal blicken wir nicht nach innen, weil unsere Sinne sich nach außen richten – zumindest scheinbar. Des Weiteren haben wir gewisse Selbstschutzmechanismen entwickelt, die sich in dicken Schichten über unser

Bewusstsein legen und uns vor Einsichten bewahren, die möglicherweise (so fürchten wir) zu lähmenden Selbstzweifeln auswachsen könnten.

Unglücklicherweise resultiert unser Streben nach Selbstschutz unbewusst in einem »Knick« in der Optik unserer Selbstwahrnehmung. Eine exakte Selbstwahrnehmung aber ist unabdingbar, denn sie bildet die Grundlage für unser Handeln. Wir müssen unsere Stärken und Schwächen auf körperlichem, seelischem und intellektuellem Gebiet kennen. Erst vor diesem Hintergrund können wir richtig handeln. Wenn Sie beispielsweise wissen, dass Ihre Körpergröße nicht über dem Durchschnitt liegt, können Sie in der Frage, ob Sie ein professioneller Basketballspieler werden sollen, eine sinnvolle Entscheidung treffen. Ist Ihnen bewusst, dass Sie ein introvertierter Mensch sind (und das auch nicht ändern wollen), dann ist dies eine wichtige Information, wenn Sie entscheiden, ob Ihre Zukunft in einer Tätigkeit als Handelsvertreter liegt.

Den Blick nach außen zu richten ist Yang. Nach innen zu sehen ist Yin. Unsere Alltagsgewohnheiten sind daher im Wesentlichen yangbetont, was bedeutet, dass wir dieses Ungleichgewicht korrigieren müssen, damit wir ein klares Bild unserer wahren Identität gewinnen können.

Die erste Beziehung

Wenn es um Liebesbeziehungen geht, ist eine Bindung besonders wichtig, nämlich die zu uns selbst. Wollen wir sie jedoch entwickeln, brauchen wir zunächst die Bewusstheit unser selbst.
Wir sind glücklich, wenn wir spüren, dass andere Menschen uns kennen und akzeptieren. Doch wir können nicht wissen, ob sie das wirklich tun, wenn wir uns selbst nicht kennen.
Selbstbewusstheit beginnt mit grundlegenden Dingen wie zum Beispiel der Bewusstheit des eigenen Atems. Atmen ist eines der wesentlichsten Elemente des menschlichen Daseins. Der Atem ist das Tor zwischen Leben und Tod. Die Bewusstheit des Atems führt uns zur Bewusstwerdung unserer Gefühle, Gedanken, Wertvorstellungen, Stärken, Schwächen, Talente und Mängel. Außerdem zeigt sie uns unsere körperlichen Fähigkeiten auf.
Es ist von entscheidender Bedeutung, dass wir uns unserer Gedanken bewusst werden, wie sie in jedem Augenblick unseres Lebens auftauchen. Dies ist eines der wichtigsten Instrumente zur Verbesserung bzw. Transzendierung unseres Ichs. Wenn wir zornig werden, können wir den Zorn in dem Moment auflösen, in dem wir uns seiner bewusst werden. Denn normalerweise sehen Menschen nicht gern in den Spiegel, um sich selbst anzubrüllen ...
Sich selbst besser kennen zu lernen ist der erste Schritt zum Aufbau einer stabilen Beziehung zum eigenen

Selbst. Doch diese Bewusstheit hat nichts Statisches. Vielmehr geht es um ein Bewusstsein unserer dynamischen Strukturen: wie wir uns ändern; was dazu geführt hat, dass wir so sind, wie wir sind; was uns im Moment dazu bringt, weiterhin neue oder andere Denk- bzw. Verhaltensweisen anzunehmen. Je mehr wir diese Art der Achtsamkeit entwickeln, desto bewusster werden wir uns der Widerstände und Fixierungen, die uns daran hindern, uns an das anzupassen, was in unserem Umfeld vorgeht. Dieses Bewusstsein hilft uns wiederum, die Widerstände aufzulösen und flexibler zu werden, sodass wir uns besser an unsere Umwelt anpassen können. Auch werden wir uns bestimmter Einstellungen bei anderen Menschen bewusst und verstehen ihr Verhalten, als wäre es unser eigenes.

Wenn wir diese Art der Selbstbewusstheit entwickeln, merken wir schnell, dass wir ständig damit beschäftigt sind, Werturteile zu fällen. Da gibt es Dinge, die wir akzeptieren, ja sogar gern mögen, und solche, die uns zuwider sind. Wenn unsere Bewusstheit jedoch zunimmt, zwingt uns diese ständige Konfrontation mit dem, was wir ablehnen, zu der Erkenntnis, dass wir nicht gleichzeitig achtsam sein und vor der Achtsamkeit zurückschrecken können. Natürlich ist es menschlich, angenehme Erfahrungen zu suchen und unangenehme zu vermeiden. Doch was sind letztlich »Unannehmlichkeiten«? Was macht eine Sache oder Angelegenheit »lästig«? Ob etwas schön oder hässlich, erfreulich oder unerfreulich ist, liegt nicht allein an dem Objekt, sondern an unserer Wahrnehmung. Eine Schlange und ein Aal beispielsweise sind einander sehr ähnlich, doch Fischer mögen Aale, aber wohl kaum Schlangen. Viele

Menschen bezeichnen Raupen als eklig, doch wer mit ihrer Hilfe Seide herstellt, findet sie womöglich wunderschön. Wenn wir uns unserer Wahrnehmung und unserer Reaktion auf das Wahrgenommene bewusst werden, merken wir, dass es keine generelle, »fixe« Verbindung zwischen dem Betrachteten und unserer Reaktion gibt. Diese Verbindung wird einzig von der Person gestiftet, welche die fragliche Erfahrung macht. Wenn sich ihre Wertvorstellungen wandeln, wandelt sich auch die Wahrnehmung und mit ihr die Erfahrung.

Wichtig ist, dass wir fähig sind, das, was in jedem Augenblick geschieht, zu akzeptieren und es zu erkennen als das, was ist. Nur so können wir zu einem exakten Verständnis des Augenblicks gelangen.

Viele unserer Vorlieben und Abneigungen rühren von bestimmten Anhaftungen her. In jeder vorstellbaren Wirklichkeit gibt es Unterschiede. Das ist völlig normal. Meist aber werden diese Unterschiede als Abweichungen von einer gewissen »Norm« betrachtet und als »besser« oder »schlechter« eingestuft.

In der Natur gibt es Bäume, Sträucher und Gras. Jede dieser Pflanzen hat ihren eigenen Platz und ihre eigene Wuchsform. Manche Menschen aber denken, Gras sei »gewöhnlich«, weil es nicht edel in die Höhe wachse wie ein gewaltiger Baum. Empfindet sich das Gras deshalb als gewöhnlich? Oder der Baum sich als edel? So es denn fühlen kann, dann fühlt Gras sich am wohlsten, wenn es Gras sein darf. Und jeder Baum wird sich schlicht und simpel als Baum empfinden ...

Etwas Vergleichbares gilt für Charaktereigenschaften. Wenn Sie zum Beispiel Ihren Blick nach innen richten und Sie dort etwas Unerfreuliches finden, wenden Sie die Augen nicht ab. Versuchen Sie nicht, etwas anderes zu sehen als das, was da ist. Der vielleicht wenig schöne Anblick ist die Wirklichkeit dieses Augenblicks. Umfangen Sie diese mit Ihrem Bewusstsein, statt sie zu verdrängen. (Das soll allerdings nicht heißen, dass Sie an dieser Eigenschaft nun für immer festhalten müssen und sie nicht mehr loslassen dürfen.)

Göttliche Akzeptanz

Im *Tao Te King* steht zu lesen, dass wir von der Erde lernen sollen. Was aber können wir von ihr lernen? Sie lehrt uns, die Dinge anzunehmen. Was wir (an natürlichen Substanzen) »wegwerfen«, übergeben wir sozusagen der Erde. Die Erde nimmt es auf und verwandelt es. Im Gegenzug gewährt sie uns Unterstützung und lässt Stoffe wachsen, die uns nähren. Ohne Hinnehmen gibt es kein Geben, keine Wandlung, keine Liebe.
Wir haben so unsere Schwierigkeiten damit, etwas anzunehmen, was negativ, unvollkommen, hässlich usw. ist. Daher wird kaum ein Mensch ganz zufrieden mit sich selbst sein; denn das Leben ist voller Unvollkommenheiten. Es fällt uns schwer, zu akzeptieren, dass diese unvermeidlich sind. Gerade die Unvollkommenheit ist nämlich der Antrieb, die Motivation, aus der alles Handeln, alle Schöpfung erwächst. Wäre die Welt vollkommen, dann gäbe es nichts zu tun, nichts, was wir erreichen könnten. Kunst, Musik, Poesie, Wissenschaft – all das entsteht nur, weil wir ständig mit der

Unvollkommenheit des Vorhandenen ringen. So zeigen die Früchte dieser Bemühungen, wozu die Unvollkommenheit gut ist!

Bevor wir von anderen verlangen können, uns zu akzeptieren oder gar zu lieben, müssen wir lernen, uns selbst zu akzeptieren, uns selbst zu lieben. Wir sollten dankbar sein für das, was wir sind. Unsere Unvollkommenheit ist nichts, dessentwegen man ständig lamentieren müsste. Wir sollten sie eher als »Hinweisschilder« betrachten, die uns den Weg zu etwas Besserem zeigen wollen. Wenn wir diese Zusammenhänge bei uns selbst verstanden haben, sind wir auch in der Lage, unsere Einsicht auf andere anzuwenden – die wiederum uns auf diese Weise gegenübertreten können.

Die Fähigkeit, sich selbst zu akzeptieren und zu lieben, ist nur der erste Schritt. Dass wir den gegenwärtigen Augenblick annehmen, darf nicht heißen, dass wir an ihm kleben bleiben. Nur wenn der Zug in den Bahnhof einfährt, kann er am Ende wieder weiterfahren. Wir akzeptieren, was ist, damit unser Handeln in der Wirklichkeit wurzelt. Die Realität der gegenwärtigen Situation anzunehmen bedeutet nicht, dass wir uns von ihr Grenzen setzen lassen. Es geht vielmehr darum, dass wir unseren Ausgangspunkt genau kennen. Wenn dieser bekannt ist, gilt es als Nächstes, uns auf die Reise zu begeben.

Mitunter geschehen Fehler, und in deren Gefolge ändern sich die Dinge. Wir aber wollen dies nicht hinnehmen und vergeuden unsere Energie damit, darüber zu brüten, was stattdessen hätte passieren sollen oder müssen. Das ist schlicht Energie- und Zeitverschwendung. Fakten, die einmal geschaffen sind, verschwinden nicht, weil wir uns dies wünschen. Wir müssen vielmehr mit den Gegebenheiten arbeiten, um eine Situation zu schaffen, wie sie realistischerweise sein könnte und sollte.

Der Wandel ist das einzig unwandelbare Merkmal des Seins. Wir müssen dafür dauerhaft offen sein, um uns ständig weiterentwickeln zu können. Wir verändern uns in dem Maße zum Positiven hin, in welchem wir den Wandel zu akzeptieren vermögen. Das Ausmaß, in dem wir annehmen, was wir sind und wo wir gerade stehen, bestimmt darüber, wie weit wir über diesen Punkt hinausgehen können.

Bewusstheit entwickeln, Fakten annehmen und darüber hinausgehen – dies sind die Marksteine auf dem Weg zu guten, liebevollen Beziehungen mit anderen Menschen. Dieser Weg ist Anfang und Ende zugleich.

In glücklichen Beziehungen geht es nicht darum, etwas zu erlangen, was außerhalb unser selbst liegt. Die Kunst besteht vielmehr darin, unser Inneres auf eine Weise zum Ausdruck zu bringen, die zu dem passt, was andere Menschen in unserem Umfeld tun. In der Natur geschieht alles auf einfache, mühelose Art. Wenn wir uns also schrecklich mühen müssen, dann versuchen wir vermutlich, etwas durchzusetzen, was nicht dem natürlichen Lauf der Dinge entspricht. Stehen wir im Einklang mit der Natur, dann kommt das, was zu uns passt, ganz automatisch auf uns zu.

Daher sollten wir zuerst daran arbeiten, Harmonie und Liebe in unserem Inneren zu entwickeln und eine gute Beziehung zu uns selbst aufzubauen. Wenn wir so an uns arbeiten, werden wir wie eine Radiostation. Wir senden Freude und Glück in die Welt hinaus – an alle »Radios«, die auf unsere Frequenz eingestellt sind. Und wir fangen an einem Punkt an, den wir durchaus kontrollieren können: bei unserem eigenen Charakter, unserem Handeln und unseren Reaktionen. Erst wenn wir Einsicht in unsere eigene Gefühlswelt gewonnen haben, können wir mit den äußeren Faktoren arbeiten, die uns beeinflussen, denn erst dann sind wir in der Lage, diese Einflüsse klar zu erkennen.

3

Zu dir oder zu mir?

Die rechte Zeit, der rechte Ort und die richtigen Menschen: Dies sind die wesentlichen Ingredienzen im Erfolgscocktail allen menschlichen Strebens. Stimmt nur eine einzige dieser Zutaten nicht, wird es äußerst anstrengend, das Ziel zu erreichen. Fehlen gar zwei der Bestandteile, ist es reines Wunschdenken, wenn wir glauben, unsere Absicht noch verwirklichen zu können.

Der Ort, an dem etwas geschieht, ist für alles menschliche Tun von höchster Bedeutung. Dies gilt natürlich auch für die Liebe. Daher müssen wir uns damit befassen, wo die Liebe »stattfindet«. Der Ort ist immer mit dem Prinzip Erde verbunden, mit jenem Element, das für Ernährung, Verbundenheit, Beistand und Schutz steht.

Im vorigen Kapitel haben wir uns mit den menschlichen Faktoren (Gefühle, Verstand usw.) beschäftigt. Doch der Mensch ist Teil der Natur. Daher ist jeder dieser Faktoren eng mit dem großen Ganzen, mit dem Universum, verbunden. Der menschliche Körper ist ein offenes System. Wir leben in diesem großen Ganzen und sind für seine Einflüsse durchlässig, so wie umgekehrt das System auf uns reagiert. *Wir können nicht außerhalb oder jenseits eines bestimmten Ortes existieren.*

Wir sind der Ort, an dem wir leben

Die genetischen Merkmale, welche die Unterschiede zwischen menschlichen Wesen bestimmen, entstanden durch evolutionäre Prozesse, die von ihrer jeweiligen Umgebung abhingen. Genetische Merkmale bilden sich manchmal erst nach Millionen von Jahren heraus. Doch die Umgebung beeinflusst auch nicht genetisch verankerte Merkmale. Diese Art von Einflüssen wurde jahrhundertelang von den Spezialisten des klassischen Feng Shui studiert und aufgezeichnet. Unser räumliches Umfeld formt unseren Charakter, unsere Persönlichkeit und unsere Emotionen.

Jeder Mensch weiß, dass er auf die Umwelt reagiert. Ein enger, geschlossener Raum ruft andere Gefühle und Empfindungen hervor als ein offener, weiter. Ein Ort hoch über allem, der uns eine glänzende Aussicht bietet, wirkt sich anders auf uns aus als die Abgeschlossenheit eines Tales. Wenn Sie im Restaurant direkt neben der Küchentür sitzen, haben Sie einen anderen Eindruck, als wenn man Sie an einen hübschen Tisch führt, an dem Sie ungestört sind. Aus diesem Grund sind uns, ob im privaten oder öffentlichen Raum, bestimmte Orte instinktiv lieber als andere.

Auch Bevölkerungsgruppen werden von ihrer räumlichen Umgebung massiv beeinflusst. So ist es zum Beispiel ein großer Unterschied, ob Sie in einer Großstadt leben oder an einem See, auf den Ebenen des Hochlands oder in einem zerklüfteten Gebirgstal. Stadtbewohner denken und handeln anders als Landbewohner, auch wenn sie derselben Religion und Kultur angehören. Sie kommen auf andere Weise zusammen. Stadtbewohner sind gewöhnlich geistreich, scharfsinnig und in gewissem Sinne maßlos. Bergbewohner hingegen beobachten genau, sind entspannt und zurückhaltend. Sogar zwischen den Bewohnern verschiedener Gebirgslandschaften sind Unterschiede feststellbar: Menschen, die in kargen Bergketten leben, sind meist direkter, gröber und manchmal auch gewalttätiger als Menschen, die von üppig bewaldeten Gebirgszügen stammen.

Energie bringt die Wirklichkeit hervor

Wie kommt das? Welcher grundlegende Einfluss verbirgt sich hinter diesen Unterschieden? Gelehrte aller Zeiten haben versucht, sie mit religiösen, kulturellen, geografischen oder klimatischen Besonderheiten zu erklären. Doch vergessen wir nicht: Wollen wir die wahren Gründe erkennen, müssen wir uns auf eine höhere Ebene begeben.
Im Feng Shui geht man davon aus, dass diese Unterschiede auf einen grundlegenden Faktor, einen universellen Kern zurückgehen, den man im Chinesischen »Qi« nennt (auch »Chi« geschrieben). Die alten Weisen Chinas wussten, dass Qi das wesentliche, feinstoffliche Element ist, aus dem das Universum besteht. Qi, so heißt es, habe weder Farbe noch Form. Es sei kleiner als alles, was wir uns denken könnten, und durchziehe dennoch alles Existierende – auf einer Ebene, die weit jenseits unserer Vorstellungskraft liegt. Alles, was geschieht, entsteht

durch die Wandlungen und Manifestationen des Qi. Qi wird Form, und Form wird Qi.
Qi kann weder gemessen noch gesehen, weder entzweigeschnitten noch in eine Schachtel gesteckt werden. Es ist kein »Gegenstand«. Qi ist der Name für etwas, was viele Kulturen kennen, auch wenn sie ihm unterschiedliche Bezeichnungen verliehen haben: Prana, Qi, Pneuma, ätherische Energie, Geist, Lebensatem usw. Auch in der Schöpfungsgeschichte der Bibel haucht Gott Adam den Atem ein.
Manchmal wird Qi als »Lebensenergie« bezeichnet. Folgt man jedoch dem chinesischen Denken, dann ist die Lebensenergie nur eine Manifestation von Qi. Qi gilt als die organisierende Kraft, die hinter allen Erscheinungsformen steht: lebend oder nicht lebend, fühlend oder nicht fühlend, groß oder klein ...

Form bestimmt Energie

Werfen wir einen Blick auf die einfachen Bilder: ein Quadrat und ein Kreis (siehe Abb. 3.1).
Den meisten Menschen ist durchaus bewusst, dass sie unterschiedlich reagieren, wenn sie diese beiden Formen betrachten. Dies aber bedeutet, dass die Formen einen – seelischen oder körperlichen – Einfluss auf uns haben. Woher kommt das? Man könnte vielleicht sagen, dass beide Formen unterschiedliche Arten von Qi oder Energie auf uns projizieren und deshalb unterschiedliche Reaktionen hervorrufen.

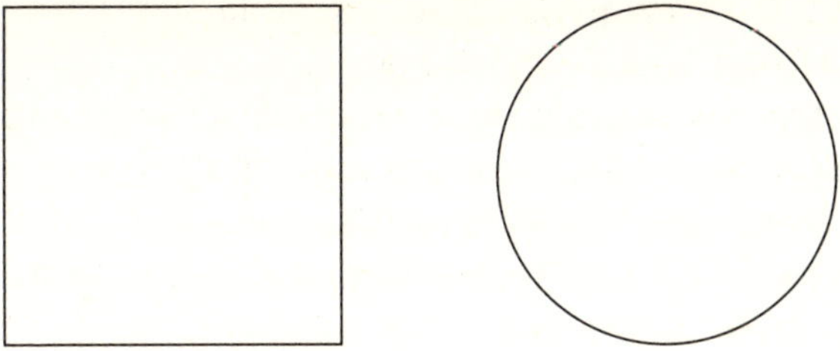

Abb. 3.1: *Quadrat und Kreis*

Wenn schon zweidimensionale Gebilde solch einen deutlichen Einfluss auf uns haben, dann gilt dies für unsere dreidimensionale Umwelt mit ihren verschiedenen Formen und Strukturen erst recht.
Die Mundwinkel von Menschen, die glücklich sind, runden sich nach oben. Sind sie traurig, weisen sie nach unten. Die Form bzw. Position unserer Lippen zeigt also verschiedene Energien an, je nachdem, welchen Gesichtsausdruck wir auflegen. Wir haben es also mit Formen zu tun, ob wir nun ein als schön oder unattraktiv bezeichnetes Gesicht betrachten, ein herumhüpfendes Kind oder einen alten Menschen am Stock. Formen wiederum vermitteln bestimmte Energien. Wir können sie an Menschen erkennen, in Räumen, an Häusern und Orten. Auch Landschaften lassen sich auf diese Weise betrachten. Berge, Hügel, Ebenen, Flüsse, Seen – all diese Elemente strahlen eine unterschiedliche Energie aus, die von ihrer Form bestimmt wird. Dementsprechend haben sie ganz bestimmte Wirkungen auf die Menschen, die in der jeweiligen Landschaft leben.

In diesem Kapitel beschäftigen wir uns hauptsächlich mit unserer unmittelbaren Umgebung: unserem Haus, dem Raum, in dem wir leben. Die Form des Hauses, seine Größe, Gestalt, sein Grundriss, seine Ausstattung (Farben, Möbel und Dekor) beeinflussen die Menschen, die darin leben, auf sehr direkte Weise. Sie wirken auf unsere Gesundheit, unsere Stimmung, unseren Wohlstand und natürlich auf unsere Beziehungen, auch unsere Liebesbeziehungen.
Die uralte Frage »Zu dir oder zu mir?« gewinnt vor diesem Hintergrund also einen ganz neuen Sinn ...

Der ideale Ort für die Liebe

Wie muss unser Heim beschaffen sein, damit es Liebesbeziehungen fördert?
Im Feng Shui geht man davon aus, dass der Ort, an dem man lebt, Gesundheit, Wohlstand und soziale Beziehungen beeinflusst. Natürlich sind damit auch Liebesbeziehungen gemeint. Doch letztlich lässt sich der »Effekt auf die Partnerschaft« nicht fein säuberlich herausfiltern. Feng Shui ist ein ganzheitliches System, das nicht nur Einzelaspekte betrifft.
In einer idealen Wohnumgebung findet sich viel Qi. Das bedeutet, dass das Haus gut liegt, eine günstige Form aufweist, einen guten Energiefluss hat und darüber hinaus einladende Wärme ausstrahlt.
Eine gute Lage bedeutet, dass unser Heim ein ausgeglichenes und harmonisches Umfeld hat. Im klassischen

Feng Shui wurden dafür vier entscheidende Merkmale definiert:

- Drache,
- Wächter,
- Energiepunkt und
- Wasser.

Der Drache steht für die Unterstützung, die das Haus auf der Rückseite erhält. Das kann ein kleiner Hügel sein, ein anderes Gebäude oder auch eine Ebene, nicht aber eine Meeresklippe oder eine Schlucht.
Der Wächter symbolisiert die angrenzenden Strukturen seitlich vom Haus. Es sollte weder isoliert liegen noch von großen Gebäuden überschattet werden oder zwischen zahllosen anderen Häusern eingeklemmt sein.
Der Energiepunkt meint den genauen Ort, an dem das Haus steht. Dieser sollte gut geschützt und harmonisch liegen, sodass sich dort Energie sammeln kann.
Wasser hingegen steht für den offenen Raum, der idealerweise vor dem Haus liegt. So kann die Energie direkt auf das Haus zufließen. Gleichzeitig ist genug Raum für die Entwicklung, Expansion und Visionen der Bewohner.

Eine günstige Form bedeutet, dass das Gebäude einen gefälligen Anblick bietet und den Eindruck von Geschlossenheit erweckt. Ganz gleich, wie groß es ist und welche Materialien verwendet wurden: Es sollte nicht abweisend aussehen oder sonst wie aus seinem Umfeld hervorstechen. Genauso wenig sollte es stark zergliedert wirken. Das Gesagte gilt natürlich nicht nur für den Anblick von vorn, sondern auch von den Seiten oder von oben. Der Grundriss sollte nach Möglichkeit rechteckig oder quadratisch sein.

Ein guter Energiefluss hat mit der Aufteilung des Gebäudes zu tun. Der Innenraum sollte nicht zu offen wirken – zum Beispiel wie ein großer Raum –, aber auch nicht zu eng, zu stark zergliedert oder auf andere Weise irritierend, wie dies zum Beispiel bei einem Labyrinth der Fall ist. Jeder Raum sollte von der Energie, die durch das Haus fließt, durchströmt werden.

Einladende Wärme wiederum meint das anheimelnde Gefühl von Fülle und Behaglichkeit, das manche Orte ausstrahlen, obwohl man nicht recht weiß, warum man dies so empfindet. Unsere Körperenergie reagiert einfach instinktiv auf die Energie des Ortes. Wenn die Energie eines Raumes mit unserer eigenen in Einklang steht, werden wir uns wohl fühlen, auch wenn wir dies nicht an bestimmten Einzelheiten festmachen können.

Normalerweise genügt die Erfüllung der ersten drei Kriterien (Lage, Form und Energiefluss) schon, um dieses Gefühl von Wohlbehagen entstehen zu lassen.

Eine günstige Form schafft heilsame Energie und ganz allgemein heilsame Wirkungen. Diese energetischen Qualitäten sind Manifestationen der Form oder Struktur der unmittelbaren Umgebung. Sie hängen mit Grundriss, Größe und Gestaltung des gesamten Gebäudes zusammen. Dies sind die Grundvoraussetzungen für ein ideales Heim und damit auch für gute Beziehungen, Wohlstand und Gesundheit.

Sind diese Kriterien erst einmal erfüllt, können wir uns den Einzelheiten zuwenden.

Der Haupteingang: männliche und weibliche Energie

Der Haupteingang ist das Gesicht eines Hauses. Er legt den energetischen Charakter des Gebäudes fest, denn er bestimmt, welches Verhältnis Yin und Yang in den Räumlichkeiten haben und ob im Haus eher männliche oder weibliche Energien vorherrschen. Darüber hinaus ist der Haupteingang dem Gesicht eines Menschen vergleichbar, weil er auf natürliche Weise sozialen Charakter und Persönlichkeit enthüllt. Eine Tür, die direkt auf die Straße hinausgeht, macht einen direkteren, geradlinigeren Eindruck als eine, die im rechten Winkel zu ihr steht. Diese vermittelt eher das Gefühl von Zurückgezogenheit. Der Haupteingang sollte immer klar, stark, stabil und gut einsichtig sein. Keinesfalls sollte er im Verborgenen liegen.

Liegt der Haupteingang in der Mitte der Wand, wie das in den meisten traditionellen Häusern der Fall ist, sind linke und rechte Seite gleich groß – Yin und Yang sind also ausgeglichen. Ihre Qualitäten manifestieren sich in ausgewogener Weise. Tritt der Hauptenergiestrom zu weit rechts oder links ein, kommt es zu Ungleichgewichten. Liegt die Tür auf der linken Seite des Hauses (von innen gesehen), dann überwiegt im ganzen Haus eher Yin-Energie, was bedeutet, dass es auch eher die Yin-Energie unterstützt. Dies ist ein »weibliches« Haus, und die Menschen, die darin leben, werden vermutlich eher der weiblichen Energie Raum geben.

Liegt die Tür dagegen mehr auf der rechten Seite (auch

hier wieder, wenn Sie von drinnen nach draußen blicken), dann haben wir es mit einem »männlichen« Haus zu tun, das von den Kräften des Maskulinen beherrscht wird und daher auch eher Yang-Energien unterstützt. Die femininen Energien sind darin weniger gut aufgehoben.

Was aber hat die Ausrichtung des Haupteingangs mit »männlich« bzw. »weiblich« zu tun? Diese Einteilung hängt mit der Flussrichtung der Energie innerhalb des Hauses zusammen, die entweder im Uhrzeiger- oder im Gegenuhrzeigersinn zirkulieren kann. Folgt der Energiestrom dem Uhrzeigersinn, ist die Kraft Yang, im Gegenuhrzeigersinn hingegen ist sie Yin (siehe Abb. 3.2).

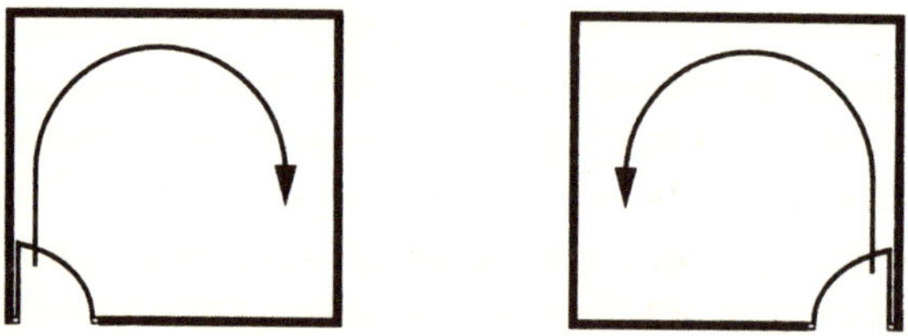

Abb. 3.2: *»Männliches« (links) und »weibliches« Haus (rechts)*

Eine Frau, die sich eine Beziehung wünscht und in sehr yinbetonten Räumlichkeiten lebt, sollte sich vielleicht nach einem anderen Heim umsehen, bei dem der Haupteingang mehr oder weniger in der Mitte liegt.

Natürlich vereinfache ich hier ein wenig. Wir haben uns vorerst nur auf den Eingang konzentriert, die Gesamtenergie des Hauses aber wird auch von seiner Umgebung beeinflusst, von der Nachbarschaft, dem Klima, der geografischen Lage insgesamt. Außerdem kommen noch spezifische Feng-Shui-Faktoren hinzu. Wollten wir all das berücksichtigen, wäre der Rahmen dieses Büchleins schnell überschritten.

Eines Tages beriet ich eine sehr erfolgreiche Ärztin, die mit ihren beiden Kindern in Caracas, Venezuela, lebte. Anfangs sagte sie, sie wolle nur meinen allgemeinen Eindruck vom Haus hören. Ich ging also durch das ganze Gebäude und machte da und dort meine Vorschläge. Als ich mich am Ende meines Rundgangs verabschieden wollte, fragte sie plötzlich ein wenig nervös, wie sich das Haus denn auf Beziehungen auswirke. Offenkundig war dies einer der Hauptgründe, weshalb sie mich hatte kommen lassen. Sie war seit drei Jahren geschieden und sehnte sich nach einem neuen Partner. Der Haupteingang des Hauses lag zwar schön in der Mitte der Frontseite, doch aus Bequemlichkeit nutzte die ganze Familie lieber den Seiteneingang in der Nähe des Carports. Natürlich kann man auch den Seiteneingang benutzen, wenn dieser energetisch ausbalanciert ist. Doch in diesem Fall traf das nicht zu. Der Seiteneingang verschob die Energiebilanz des Hauses massiv nach Yin. Das Haus war also nicht geeignet für maskuline Energien. Da es mit keinerlei Schwierigkeiten verbunden war, stattdessen wieder den Haupteingang zu benutzen, empfahl ich der Familie dies, um so für Ausgleich zwischen den Yin- und Yang-Energien zu sorgen. Sechs Monate später traf ich die Dame auf einem meiner Workshops wieder – begleitet von ihrem neuen Freund.
Eine meiner Klientinnen erzählte mir einmal, dass ihr

Haus unter Feng-Shui-Gesichtspunkten geradezu ideal sei. Es habe einen tollen Berg (Drache) im Rücken, und auch die Wächter stimmten. Darüber hinaus lag der Haupteingang genau in der Mitte, sodass Yin und Yang vollkommen ausgeglichen seien. Und trotzdem, so vertraute sie mir an, habe sie Schwierigkeiten, einen Partner zu finden. Als ich jedoch den Grundriss des Hauses studierte, stellte sich heraus, dass nicht nur die Tür ihres Schlafzimmers, sondern auch der Haupteingang an der Kopfseite des Bettes lag. Wenn sie schlief, zeigten ihre Füße also vom Haupteingang weg. Dies führte zur Unterbrechung der Verbindung mit der Außenwelt. Das Innere des Hauses war zwar ausbalanciert, doch es gab keine Verbindung mit dem Außen, sodass die Energie nicht fließen konnte.

Daher sollte man die Lage der Eingangstür nicht überbewerten. Sie ist zwar ein sehr verlässlicher Indikator, doch nur, wenn wir die damit verbundenen Prinzipien nicht zu starr anwenden, denn die energetischen Muster werden von vielen Faktoren beeinflusst. Darüber hinaus sollte man nicht in blindem Glauben an diesen Regeln hängen, sondern sie selbst überprüfen und seine eigenen Erfahrungen machen. Nur so können Sie herausfinden, wann die grundsätzlichen Aussagen zutreffen und wann sie von anderen Umständen beeinflusst werden.

Früher lag der Haupteingang bei den meisten Häusern in der Mitte. Die familiären Beziehungen erwiesen sich als dementsprechend stabil. Gewöhnlich endeten sie mit dem Tod eines Partners. Nur selten lebten Männer und Frauen allein. Die Zunahme der energetisch nicht ausbalancierten Häuser, deren Haupteingang entweder rechts oder links liegt, geht einher mit einer Zunahme wenig stabiler Beziehungen und einer großen Schar Singles männlichen und weiblichen Geschlechts. Die Schwierigkeiten, welche heute so viele Menschen in ihren Beziehungen haben, können durchaus mit diesem energetischen Ungleichgewicht in Verbindung stehen. Das soll nicht heißen, dass die Lage der Haustür Menschen zu unausgewogenen Beziehungen verurteilt, sondern dass diese beiden Faktoren miteinander verknüpft sind, ganz egal, was davon nun zuerst da war.

Das Schlafzimmer: das schützende Nest

Das Schlafzimmer beeinflusst Beziehung, Gesundheit und Gefühle seiner Bewohner. Da wir ein Drittel unseres Lebens im Bett zubringen, versteht sich dies eigentlich von selbst. Dieser Einfluss wird weit gehend von Größe und Schnitt des Schlafraums bestimmt.

Am wichtigsten ist dabei das Qi des Zimmers, das direkt vom Raum abhängt. Ein zu großer Raum bewirkt, dass die Energie sich verläuft, während ein zu kleiner Raum den Energiefluss behindert. Von der Größe des Schlafzimmers hängt die Menge an Qi ab, die darin zur Verfügung steht, wohingegen der Schnitt sich auf die Qualität des Qi auswirkt. Das Zimmer sollte quadratisch oder rechteckig sein. Außerdem sollte der Raum nicht streng unterteilt werden. Die Form bestimmt die Energie: Heilsame Formen sorgen für heilsame Energie,

»unheilsame« oder chaotische Formen haben chaotische Energien im Gefolge.

Im Schlafzimmer ist es am wichtigsten, wie das Bett platziert wurde. Eine wichtige Grundregel lautet hier, dass das Kopfende immer an einer Wand ohne Fenster stehen sollte, wie Abb. 3.3 dies zeigt.

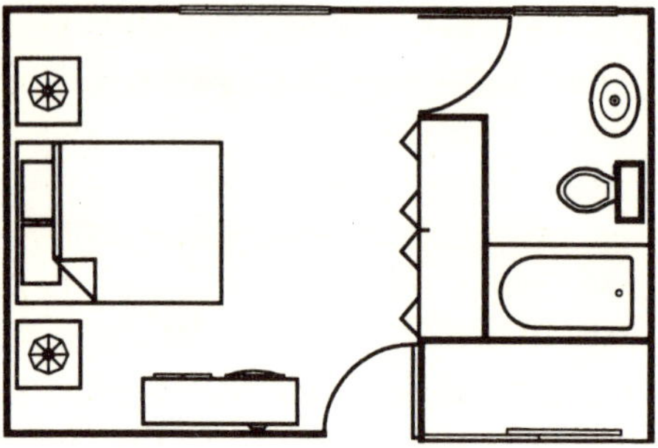

Abb. 3.3: *Optimale Schlafzimmereinrichtung*

Die Tür sollte sich weder hinter noch gegenüber dem Bett befinden. Auch eine Tür seitlich am Kopfende sollte vermieden werden. Darüber hinaus gibt es noch viele Vorschläge, wie man das Bett richtig aufstellt. Einige meinen, das Kopfende solle zum magnetischen Nordpol zeigen, andere, das Bett solle in Ost-West-Richtung aufgestellt werden, weil dies die Laufrichtung der Sonne sei. Wieder andere ziehen die Geburtsdaten des Schläfers zurate, um die ideale Bettposition zu finden. All diese Vorstellungen sind in einem bestimmten Umfeld und vor einem bestimmten kulturellen Hintergrund ganz sicher richtig. Im Feng Shui aber stellen wir das Bett nach räumlichen Gesichtspunkten auf. Der Effekt, den Form und Aufteilung des Raumes haben, ist stärker als der, welcher auf Himmelsrichtungen und die Position des Bettes zurückgeht.

Ein großes Fenster hinter dem Bett zum Beispiel führt meist zu negativen Auswirkungen auf die Beziehung. Es ist beinah so, als fließe die Energie durch das Fenster ab, statt die Menschen im Bett zu erfrischen. Energie kann auch aus der Beziehung abfließen. Sogar wenn das Paar sich nie streitet, steckt es vielleicht in einer konventionellen Bindung fest, ohne dass es zu echter Nähe kommt. Hier hilft es schon, solch einen Abfluss zu blockieren, indem man beispielsweise die Vorhänge schließt.

Fenster im Schlafzimmer sind wichtig. Da der Raum jedoch mehr Yin-Qualitäten aufweist (im Gegensatz zur Küche und zum Wohnzimmer, die von Natur aus eher Yang sind), sollten die Fenster nicht zu zahlreich sein, weil dies die Yang-Energie fördert. Wenn zu viele Fenster da sind, müssen einige sozusagen »versiegelt« werden. Jalousien oder Vorhänge sind hier sehr hilfreich. Sollte dies nicht genügen, kann man einzelne Fenster vielleicht mit Gemälden »verschließen« oder sie auf andere Weise verhüllen.

Diese einfachen Regeln über Form und Raumaufteilung sind wesentlich. Es mag zwar noch andere Faktoren geben, doch sie sind in ihrer Auswirkung lange nicht so gravierend. Wenn Sie diese Hinweise befolgen, haben Sie die wichtigsten Aspekte der Schlafraumgestaltung umgesetzt.

Die Küche: Wasser und Feuer in Einklang bringen

Die Küche ist eng verknüpft mit den Beziehungen zwischen Mann und Frau sowie den finanziellen Aspekten des Familienlebens. Die wichtigsten Elemente der Küche sind die Spüle bzw. der Wasserhahn (Wasser) und der Herd (Feuer). Diese beiden haben am meisten mit Yin und Yang zu tun und folglich mit den männlichen und weiblichen Energien. Wie die zwei Elemente innerhalb der Küche zueinander positioniert sind, hat direkten Einfluss auf die Beziehungen zwischen den Männern und Frauen, die in diesem Haus leben. Auch die Kontrolle des Geldflusses hat damit zu tun. Ideal ist es, wenn beide im rechten Winkel zueinander angeordnet sind, wie Abb. 3.4 dies zeigt. Dabei sollte der Herd vor einer festen Wand stehen, die Spüle hingegen vor einer Wand mit Fenster. Beides kann auch nebeneinander platziert werden.

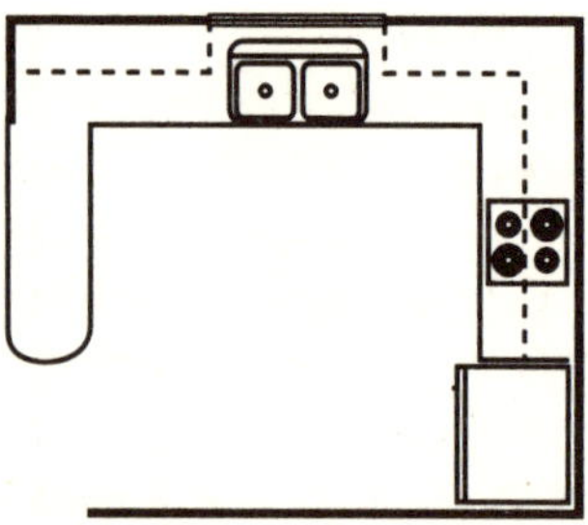

Abb. 3.4: *Optimale Anordnung von Spüle und Herd*

Aus guten (meist unbewussten) Gründen war dies lange Zeit die traditionelle Anordnung, die auch unsere Vorfahren befolgten. Sie hatten vermutlich einen besseren »Draht« zu ihrer Intuition als die meisten Küchendesigner heutiger Zeiten.
In den letzten dreißig Jahren hielt eine neue Form der Küchengestaltung Einzug in der modernen Welt, vor allem in den USA. Es handelt sich um so genannte Kochinseln. Da unsere Häuser und Wohnungen immer größer werden, wachsen auch die Küchen mit. »Inseln«, bei denen der Arbeitsplatz in die Mitte des Raumes rückt, sind bequem. Dort lässt sich schön arbeiten, und es gibt genug Stauraum. Das ist wunderbar. Wird jedoch der Herd in die Insel integriert, ergeben sich daraus schwer wiegende Probleme. Auf diese Weise stehen sich Herd und Spüle meist gegenüber (siehe Abb. 3.5), und das wirkt sich auf die Beziehungen zwischen Männern und Frauen in diesem Haus aus. Sie stellen dann zumindest eine größere Herausforderung dar. Ein guter Statistiker sollte durchaus in der Lage sein, einmal herauszu-

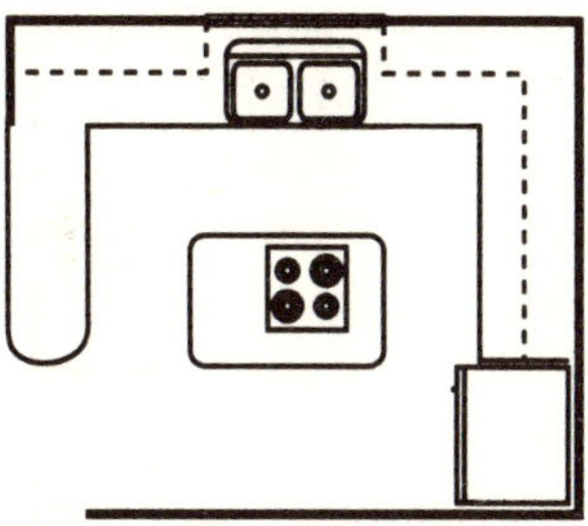

Abb. 3.5: *Keine gute Lösung für Herd und Spüle*

finden, ob zwischen dem Auftauchen von Kochinseln und steigenden Scheidungsraten ein Zusammenhang besteht ...
Häufig erweist sich eine bestimmte Anordnung von Dingen, die im Feng Shui als ungünstig gilt, als unpraktisch. So ist die Kochinsel mit dem Herd in der Mitte auch in ergonomischer Hinsicht unsinnig, erfordert sie doch lange Wege. Man fragt sich, ob die Küchendesigner, die sie erfunden haben, je viel Zeit in der Küche verbracht hatten.
Vor nicht allzu langer Zeit sah ich mir ein Haus in einer sehr sicheren, gut geschützten Siedlung auf dem Grundbesitz eines Countryclubs an, wozu auch ein Golfplatz gehörte. Das Haus war solide gebaut, die Einrichtung vom Feinsten und mit auserwähltem Geschmack angeordnet. Ein lächelndes Paar mittleren Alters empfing mich und führte mich durch die Räumlichkeiten. Als wir die Küche betraten, erzählten sie mir, dass sie vor drei Jahren hier eingezogen seien. Sobald ich sah, dass Herd und Spüle einander gegenüberlagen, fragte ich, ob sie seitdem Geld- oder Beziehungsprobleme gehabt hätten. Unvermittelt verschwand das Lächeln von den Gesichtern, und die beiden erzählten mir, welche Schwierigkeiten sie hatten, seit sie hier eingezogen waren. Sie hatten um eine Beratung gebeten, weil sie das Haus verkaufen wollten und hofften, ich könne ihnen dabei helfen. Wieder war das Problem eine Küche mit einer Kochinsel in der Mitte, die der Spüle genau gegenüberlag. Der Herd selbst hatte keinerlei »Rückendeckung«. Da das Haus unmittelbar vor einer Schlucht stand, war auch der »Rücken« des Hauses ohne Deckung, was den negativen Einfluss der Herdstellung noch verstärkte.

Jeder Mensch mit einigen grundlegenden Feng-Shui-Kenntnissen hätte erkannt, dass es hier unweigerlich zu Geldproblemen kommen würde. Diese aber zogen weitere Konflikte nach sich.

Meist liegen die Dinge wirklich so einfach. Trotzdem möchte ich hier keiner simplen Ge- und Verbotspraxis mit all ihren Konsequenzen das Wort reden. Es gibt kein klares »Tu das!« und »Lass jenes!«. Wenn man ein Haus einschätzt, muss man seine Gesamtheit auf sich wirken lassen. Wenn es dann ein Negativmerkmal gibt, alles andere aber stimmt, dann mag es sein, dass dieser eine negative Punkt überhaupt keine Auswirkungen hat. Andererseits kann eine Ansammlung geringfügiger Mängel, die für sich allein genommen nicht weiter schlimm sind, ernsthafte Konsequenzen zur Folge haben. Eine Anhäufung von gravierenden Mängeln allerdings wirkt sich immer negativ aus.
Ein Beispiel: Stehen in der Küche Spüle (Wasser) und Herd (Feuer) einander direkt gegenüber, befindet sich hinter dem Ehebett im Schlafzimmer ein Fenster und die Eingangstür liegt zu weit rechts oder links von der Mittelachse des Hauses, dann ist die Wahrscheinlichkeit hoch, dass sich die Bewohner dieses Hauses eines Tages scheiden lassen bzw. sich auseinander leben werden. Überprüfen Sie einmal die Wohnsituation von befreundeten Paaren, um herauszufinden, ob das oben Gesagte auch in Ihrem Umfeld stimmt.

Einrichtung und Dekoration: Spiegelbild des Innenlebens

Wenn wir ein Haus einrichten und ausschmücken, fügen wir der Struktur des Gemäldes quasi die Farbe hinzu. Beides wirkt sich sehr stark auf die Lebendigkeit unseres Heims aus. Meist spiegeln sich darin auch die Wertvorstellungen, der Status, die Persönlichkeit und emotionale Befindlichkeit der Bewohner wider. Einrichtung und Dekor zeigen gewöhnlich recht genau, wie es um das Innenleben der Bewohner bestellt ist.

Verfügt ein Mensch über übersprudelnde Lebensenergie, macht sich dies auch bemerkbar in den Einrichtungsgegenständen, die er auswählt. Dasselbe gilt natürlich für Niedergeschlagenheit und Einsamkeit.

Als ich einmal eine Beratung bei einer sehr zurückgezogen lebenden Programmiererin durchführte, bemerkte ich, dass an jeder Wand genau ein Bild hing. Jedes Bild wiederum zeigte nur ein einziges Objekt. Und so sagte ich zu ihr: »Ich sehe hier keine Paare!« Den zweiten Teil des Satzes ließ ich unausgesprochen. Er lautete: »Warum also sollte eine Paarbeziehung für Sie Wirklichkeit werden?«

Diese äußeren Manifestationen reflektieren eine innere Wirklichkeit. Das soll nicht heißen, es genüge, das Bild eines glücklichen Paares an die Wand zu hängen, um einen Partner zu finden. Falls man sich jedoch bereit findet, ein Bild mit zwei Vögeln aufzuhängen, heißt dies, dass sich im Innersten etwas verändert hat, was sich früher oder später auch in der Außenwelt zeigen wird.

Als ich eines Tages eine Beratung bei einer ausgesprochen bezaubernden Stewardess durchführte, fand ich folgende Situation vor: Wenn man durch die Eingangstür in ihre Wohnung trat, lag die Küche gleich rechts. An der Wand gegenüber hing eine afrikanische Maske: Ein Männer- und ein Frauenkopf im Profil standen einander gegenüber, die obere Partie des Kopfes fehlte. Im Wohnzimmer hing das Gemälde einer Frau mit traurigem, von Einsamkeit gezeichnetem Gesicht. Daneben hing das Bild eines Berges, dessen Fuß jedoch nicht zu sehen war.

Ohne ihr eine einzige persönliche Frage zu stellen, war mir klar, dass sie verzweifelt versucht hatte, eine Partnerschaft am Leben zu erhalten, jedoch ohne Erfolg. Die Bergspitze signalisierte, dass diese Beziehung keine richtige Basis hatte. Das traurige Gesicht sprach sie vermutlich aufgrund ihrer eigenen Kämpfe in der Beziehung an. Die Bilder erzählten ihre Geschichte klar und deutlich, eine Geschichte, die sich am Ende als wahr herausstellte.

Ich schlug ihr vor, diese drei Kunstgegenstände durch Bilder von Landschaften, Blumen oder Tieren auszutauschen. Des Weiteren sollte sie einen schwarzen Hängeschrank aus der Küche entfernen, der einen gewissen Druck erzeugte. Auch im Schlafzimmer waren einzelne Anpassungen nötig.

Schon als ich ihr meine Vorschläge verriet, fühlte sie sich ungeheuer erleichtert und meinte, sie könne die Veränderung, die darin stecke, bereits fühlen. Doch konnten solch kleine Details ihr wirklich ein glücklicheres Liebesleben bescheren? Erinnern wir uns: Ein Bild ist eine äußere Manifestation innerer Energie und

Wirklichkeit. Wie ich bereits bei meinen Ausführungen zum Tai-Chi-Symbol anklingen ließ, sind Ursache und Wirkung keine streng getrennten Kategorien. Leicht kann die Wirkung ihrerseits zur Ursache werden. Die äußere Wirklichkeit zeigt, was sich innen abspielt. Daher kann die Veränderung in der Außenwelt wiederum eine Rückwirkung auf die Innenwelt haben.

Die »Pflaumenblüten-Ecke«: Was bringt sie?

In China glauben die Menschen, dass Zimmerpflanzen und Blumen Liebesbeziehungen förderlich sind. Daher stellen sie meist frische Blumen oder eine Zimmerpflanze an einem bestimmten Ort im Haus auf, der so genannten Pflaumenblüten-Ecke. Pflanzen an dieser Stelle wirken ihrer Auffassung nach quasi wie ein Heiratsvermittler und begünstigen das Zustandekommen von Partnerschaften.

Die exakte Lage der Pflaumenblüten-Ecke ist allerdings nicht eindeutig festgelegt. Im Feng Shui gibt es in dieser Hinsicht verschiedene Theorien. Eine lautet, dass bei Häusern, deren Fassade nach Süden weist, die Pflaumenblüten-Ecke im Osten des Hauses liegt. Bei westwärts gewandten Häusern finden wir sie im Süden, bei nordwärts gewandten im Westen. Bei Häusern schließlich, deren Fassade nach Osten zeigt, befindet sich die Ecke im Norden.

Ein anderer Ansatz wiederum nutzt zur Bestimmung das

Geburtsjahr und Tierkreiszeichen seiner Bewohner. Für Menschen, die im Jahr der Ratte, des Drachen und des Affen geboren sind, liegt die Pflaumenblüten-Ecke im Westen. Wer im Jahr des Ochsen, der Schlange oder des Hahns geboren ist, hat seine Pflaumenblüten-Ecke im Süden. Ist jemand im Jahr des Tigers, Pferds oder Hunds zur Welt gekommen, findet man sie im Osten. Und die unter dem Zeichen des Hasen, des Schafs oder Schweins Geborenen haben ihre Pflaumenblüten-Ecke im Norden. (Das Verhältnis zwischen Tierkreiszeichen und Geburtsjahr wird in Kapitel 4 erläutert.) Entscheidend ist, dass man immer eine frisch geschnittene Blume oder eine Zimmerpflanze an den jeweiligen Punkten aufstellt, um die Partnerschaft der Bewohner zu stärken.

Manche Menschen gehen sogar noch weiter und meinen, die Blüten müssten bestimmte Farben oder Formen haben bzw. in der richtigen Vase stehen. Doch diese Dinge sind ohne Bedeutung: Wichtig ist die Pflanze oder Blüte selbst, denn sie bringt gute Energie. Und das ist schließlich die entscheidende »Information«.

Ähnliche Gepflogenheiten gibt es auch in anderen Kulturen, doch handelt es sich dabei um rein kulturell bedingte Bräuche. Echtes Feng Shui hingegen gilt universell und ist frei von kulturellem Ballast. Damit soll jedoch nichts gegen den grundsätzlichen Wert solcher Bräuche gesagt sein, da diese das Leben der Menschen in ihrem sozialen Zusammenhang stark beeinflussen.

Blumen und Zimmerpflanzen besitzen meist etwas, was sich stark auf unsere Gefühlslage auswirkt: ihren Duft. Viele Menschen setzen auf Düfte, um romantische Gefühle hervorzurufen oder die Liebe zu fördern. Wichtig ist es allerdings auch hier, dass wir nicht übertreiben.

Wenn die Energie in Ihrem Heim frei fließt und es folglich eine angenehme, einladende Ausstrahlung besitzt, werden auch Sie diese Aura haben. Da Sie diese Energie so deutlich ausstrahlen, ziehen Sie genau jene Art von Menschen an, die zu dieser Energie passen.

Lassen Sie Raum zum Atmen

Wenn man ein Haus einrichtet, sollte man verschiedene Gesichtspunkte berücksichtigen. Einer der wichtigsten ist die Balance zwischen freiem und »ausgefülltem« Raum (die sich nach dem Gleichgewicht zwischen Yin- und Yang-Kräften richten sollte). Idealerweise stehen also nicht zu wenige Möbel in einem Zimmer, aber auch nicht zu viele. Ein kahler Raum bietet keine oder nur geringe Ausdrucksmöglichkeiten. Ein überladener ist allerdings ein untrügliches Zeichen dafür, dass den Bewohnern etwas fehlt. Im ersten Fall gibt es möglicherweise nur wenig auszudrücken. Im zweiten ist der Versuch erkennbar, eine gewisse Leere zu füllen oder zu überdecken, damit sie aus dem Blickfeld gerät.
Das Dekor eines Raumes spiegelt meist den Seelenzustand seiner Bewohner wider. Als ich das Haus einer sehr erfolgreichen Küchenchefin in Puerto Rico betrat, fand ich mich einer sehr beeindruckenden Kunstsammlung gegenüber. Bilder und Kunstobjekte aus allen Teilen der Welt füllten jeden Zentimeter verfügbaren Raums aus. Die Hauptfrage der Dame war, weshalb sie trotz ihres Erfolgs immer noch keine stabile Beziehung

hatte. Ich aber fragte sie, ob sie in ihrem Haus irgendwo ein leeres Fleckchen entdecken könne. Wenn man seine unmittelbare Umgebung bis zum Anschlag »auffüllt«, heißt das auch, dass man zu viel um die Ohren hat und das Herz mit anderen Dingen beschäftigt ist, wodurch nicht mehr genug Energie für Beziehungen übrig bleibt. Umgekehrt neigen auch Menschen, die ihr Leben als leer empfinden, dazu, ihr Heim voll zu stopfen. Wo liegt hier nun die Ursache und wo die Wirkung?

Wenn im Herzen etwas fehlt, kann eine erfolgsorientierte Frau dies durchaus dadurch auszugleichen versuchen, dass sie den Raum in ihrem Leben mit anderen Aktivitäten füllt. Doch je dichter ihr Terminkalender ist, umso weniger Chancen hat das fehlende Element, zu ihr durchzudringen. Manchmal ist es nötig, dass man die Einsamkeit akzeptiert, um Raum zu schaffen, damit andere in unser Leben treten können. Die meisten Menschen befürchten, dass Einsamkeit auch Alleinsein bedeute. Doch das ist falsch.

Spiegel haben keine künstliche Intelligenz

Einige in westlichen Ländern weit verbreitete Feng-Shui-Ratgeber legen großen Wert auf Spiegel und nutzen sie gleichsam als das »Aspirin des Feng Shui«. Sie sollen nahezu jedes mögliche Problem aus der Welt schaffen. Doch die Annahme, Spiegel könnten gute Energie anziehen und schlechte abstoßen, setzt ja voraus, dass der Spiegel zwischen »Gut« und »Schlecht« unterscheiden kann und somit Intelligenz aufweist. Das ist schon deshalb recht merkwürdig, weil es Spiegel, wie wir sie kennen, ja erst seit wenigen Jahrhunderten gibt.

In der Tat haben Spiegel einige ganz handfeste praktische Vorteile: Sie schaffen die Illusion eines größeren Zimmers, holen mehr Licht in den Raum, und – was wohl ihr Haupteinsatzzweck ist – sie ermöglichen uns, zu überprüfen, ob unsere Kleidung sitzt oder das Make-up stimmt.

Das in den USA und anderen westlichen Ländern gelehrte und praktizierte Feng Shui setzt in erster Linie auf Spiegel. Dabei fehlt ihnen nicht nur die magische Macht, gute Energien zu schaffen, sie können sich ungünstigenfalls sogar äußerst schädlich auswirken. Daher sollten wir Spiegel wohlüberlegt und nur dort einsetzen, wo sie wirklich nötig sind. Spiegel erzeugen Illusionen, lenken den Geist ab und schaffen Verwirrung: Wenn Sie Streit suchen, brauchen Sie sich nur mit einem Freund einer Spiegelwand gegenüberzusetzen. Vergessen Sie eines nie: Wenn Sie in den Spiegel schauen, sehen Sie lediglich Ihr eigenes Bild.

In den letzten Jahren haben Spiegeltüren im Schlafzimmer überhand genommen. Nahezu jeder Haushalt hat schon einen Schrank mit Spiegel. Doch dies sorgt nur für zusätzlichen Stress und Desorientierung. Wenn Sie selbst solch einen Schrank haben und glauben, er störe sie nicht, dann verhängen Sie ihn mal für eine Weile. Sie werden sich ohne Spiegel sehr viel ruhiger und entspannter fühlen.

Im klassischen Feng Shui galten Spiegel nicht als »Heilmittel«. Und um die Wahrheit zu sagen, spielen sie auch im modernen Feng Shui keine besondere Rolle. Die Vorstellung, sie seien nutzbringend, hat keine historischen Wurzeln und entbehrt jeder praktischen Grundlage. Manche Menschen aber akzeptieren solche Ideen blind, obwohl sie innerlich spüren, dass sie falsch sind. Dabei sollte man immer im Gedächtnis behalten, dass Feng Shui auf universale Prinzipien zurückgeht, die jeder versteht – auf das nämlich, was wir gewöhnlich den »gesunden Menschenverstand« nennen. Wenn ein Feng-Shui-Experte Ihnen also einen Rat erteilt, sollten Sie diesen immer an Ihrer inneren Reaktion darauf prüfen. Sobald Sie Ihrer Intuition tatsächlich vertrauen können, sind Sie Ihr eigener Feng-Shui-Meister.

Ich arbeitete einst mit einer jungen, sehr hübschen Designerin zusammen an einem Buch, als diese mich um eine Beratung bat. Ihr Haus schien wirklich ideal zu sein: ein ausbalancierter Haupteingang, ein ausgeglichenes und gut geschütztes Schlafzimmer, eine bestens geplante Küche. In diesem Haus herrschte ein wundervoll ausbalanciertes energetisches Klima, daher wunderte ich mich darüber, dass es darin keinen Mann gab. Als ich die junge Frau danach fragte, erzählte sie, als sie vor drei Jahren in dieses Haus gezogen sei, sei sie verheiratet gewesen. Kurz darauf fingen sie und ihr Mann an, sich immer mehr zu streiten. Er zog aus, und die beiden ließen sich scheiden. Als ich mich in der Küche umsah, bemerkte ich, dass die Wand mit den Küchengeräten durchgehend mit Spiegelkacheln gefliest war. Kein Wunder, dass die beiden ins Streiten gerieten!
Ich schlug ihr vor, die Kacheln zu entfernen und die

Wand einfarbig zu streichen. Weil sie Bilder verdoppeln, stiften Spiegel häufig Verwirrung. Spiegelkacheln schaffen da noch mehr Probleme. Das kann dem Seelenzustand von Menschen, die diesem Anblick längere Zeit ausgesetzt sind, durchaus schaden. Wenige Monate nachdem meine Klientin die Spiegelkacheln entfernt und die Wand neu gestrichen hatte, verliebte sie sich neu.

Rosa ist keineswegs die Farbe der Liebe

Wir leben im Sonnenlicht. Das bedeutet, dass wir in einer Welt der Farben leben und in jedem Augenblick auf sie reagieren. Mögen wir beispielsweise die Farbe eines Kleidungsstücks nicht, dann können Schnitt und Material noch so edel sein, wir werden es nicht kaufen.

Farben beeinflussen die Wahrnehmung von Volumen, Gewicht und Größe eines Objekts. Helle Farben machen einen Raum größer, dunkle machen ihn kleiner. Schwarze Gegenstände fühlen sich schwerer an, helle Objekte mit einer geringeren Farbsättigung hält man generell für leichter. Auch unsere Temperaturwahrnehmung wird von Farben beeinflusst. Daher unterteilen wir sie in warme (wie Rot und Orange) oder kalte Farben (wie Blau und Grün). Am wichtigsten allerdings sind die Einflüsse der Farben auf unseren Körper und unsere Seele.

Rot ist Erregung, Leidenschaft, Aggression und Intensität. Es stimuliert das Nervensystem und regt die Adrenalinproduktion an. Orange wirkt stimulierend und lebendig, aber auch aufdringlich. Gelb hingegen erscheint uns fröhlich, ausgelassen und mitunter grell. Es stimuliert das Verdauungssystem. Grün hingegen wirkt entspannend, nachdenklich, manchmal gewöhnlich und enervierend. Blau steht für Entspannung und Beruhigung, kann aber auch Depression und Kälte ausstrahlen. Blau hilft, das energetische Gleichgewicht im Körper aufrechtzuerhalten. Violett ist Würde, aber auch Hochmut und Einsamkeit.

So weit, so gut, doch der Einfluss von Farbe auf Menschen und ihre Räumlichkeiten ist wesentlich vielschichtiger, als so simple Analogien dies vermuten lassen. Gerade der Effekt von Farben wird stark vom ererbten kulturellen Hintergrund mitbestimmt. Dazu gehören wirtschaftliche und geografische Faktoren ebenso wie religiöse, geschmackliche und bildungsabhängige. Außerdem lässt Farbe sich nicht von ihrer »Trägersubstanz« trennen: Das Rot einer Rose übt eine ganz andere Wirkung auf uns aus als das Rot des Blutes.

Bei der Frage der Farbwirkung ist es von entscheidender Bedeutung, wie lange wir einem Kolorit ausgesetzt sind. Wenn Sie rote Kleidung tragen, dann sehen Sie diese ja vor allem nur, wenn Sie sich an- bzw. ausziehen. Ansonsten bleibt das Rot eher im Hintergrund Ihres Bewusstseins. Ist es aber Raumfarbe, sind Sie ununterbrochen mit ihm konfrontiert, solange Sie sich in dem betreffenden Zimmer aufhalten. Ist man einem bestimmten Farbton zu lange ausgesetzt, kann daraus leicht Farbmüdigkeit entstehen. Außerdem kann man davon ausgehen, dass Sie in solch einem Fall nicht genug positive Einflüsse von den anderen Tönen erhalten.

Wenn Sie sich mit nur einer einzigen Farbe umgeben, fehlen Ihnen die anderen sechs Hauptfarben des Spektrums.
Die seelische und körperliche Wirkung des Kolorits ist intensiv erforscht worden. Leider berücksichtigt die Wissenschaft die Intensität und Dauer der Farbeinwirkung kaum. Daher unterscheiden sich die Laborergebnisse häufig von dem, was wir im Alltagsleben erfahren. Traditionelles Feng Shui stellt sich diese Frage ohnehin vor dem allgemeineren Hintergrund der Kräfte von Yin und Yang. Farben sind im Feng Shui entweder schwer oder leicht, kalt oder warm, zusammenziehend oder ausdehnend, wobei es noch mehr solcher Gegensatzpaare gibt. Aus diesem Grund sollte der Fußboden eines Zimmers beispielsweise dunkler sein als die Decke: Was leicht ist (Yang), sollte oben sein, was schwer ist (Yin), unten.
Wenn man einzelne Farben mit ganz bestimmten Eigenschaften assoziiert, wird diese Zuordnung schnell mechanisch und starr, was negative Wirkungen zur Folge haben kann. Viele populäre Feng-Shui-Ratgeber stellen solche Analogien auf. Da heißt es manchmal schon fast kategorisch, Blau stehe für Wissen, Rot für Ruhm, Grau für Glücksfälle usw. Meist wird außerdem noch behauptet, diese Analogien gingen auf das alte chinesische System des Ba Gua zurück. Doch jeder, der mit dem Ba-Gua-Konzept und dem *I Ging* (dem *Buch der Wandlungen*, einem der ältesten Bücher der chinesischen Geschichte) auch nur ansatzweise vertraut ist, weiß, dass solche Gleichungen keine theoretische oder historische Basis haben und dass sie keineswegs der traditionellen Praxis entsprechen. Vielmehr ist die

starre Anwendung ganz bestimmter Farbsymbole weder praktisch noch theoretisch sinnvoll, sondern schafft nur Verwirrung bzw. Probleme, wenn man sie tatsächlich auf das eigene Wohnumfeld überträgt.

Im Allgemeinen zahlt es sich aus, dass man die Farbzusammenstellung bei der Raumgestaltung nicht zu kompliziert macht. Wenn Sie nicht wissen, welche Wandfarbe Sie wählen sollen, dann nehmen Sie gebrochenes Weiß oder Beige. Menschen, die viele Bücher über Farbschemata im Feng Shui gelesen haben und nun darauf brennen, ihr Wissen anzuwenden, mag das ein wenig langweilig erscheinen. Eine meiner Schülerinnen, die der Auffassung war, dass ich die Dinge zu sehr vereinfache, wählte für das Schlafzimmer die Farbe Rosa, weil sie gelernt hatte, dass Rosa romantische Gefühle fördere. Sobald es fertig war, merkte sie jedoch, dass sie sich darin unwohl fühlte. Schließlich übermalte sie es wieder.

Gewiss, Rosatöne haben die beschriebene Wirkung, wenn sie als einzelne Blume oder auf einer Grußkarte verschenkt werden, doch ein ganzer Raum nur in Rosa ist einfach zu viel des Guten. Er sorgt für eine Art der Übererregung, die eher nervös macht als romantisch stimmt. Welche Farbe für einen Raum am besten passt, hängt von seiner Größe, dem Lichteinfall und der Funktion ab. Hellere Farben sind immer dann angebracht, wenn es darum geht, dem Raum ein wenig Yang-Energie zu verleihen. Dunkle oder kühle Farben stärken eher die Yin-Seite. Doch auf keinen Fall kann man sagen, dass eine spezielle Farbe für einen bestimmten Raum immer gut bzw. immer schlecht ist. Dies wäre eine ausgesprochen irreführende Verallgemeinerung. Wenn Sie eine bestimmte Farbe besonders mögen, dann setzen Sie sie ein. Sie sollten nur nicht den ganzen Raum darin tauchen. Malen Sie vielmehr jene Wand damit aus, auf die Ihr Blick am seltensten fällt.

Noch einmal Yin und Yang: der Blick nach außen und innen

Wir haben uns bislang darauf konzentriert, wie man im eigenen Heim gutes Feng Shui erzeugt, ohne sich allzu sehr in Details zu verheddern. Ob ein Haus gutes Feng Shui hat, ist völlig unabhängig davon, wie teuer, eindrucksvoll oder groß es ist. Wir wissen, der entscheidende Punkt ist, dass es positive Energie aufweist: Eine gute Lage, eine günstige Form und ein guter Energiefluss rufen bei den Bewohnern ein Gefühl von Fülle und einladender Wärme hervor.

Wenden wir uns also auch hier wieder den Grundlagen zu. Ein Haus sollte stets sauber und ordentlich sein. Da Form die Energie bestimmt, bringt ein sauberer, ordentlicher Raum auch eine dementsprechende Energie hervor. Ist eine Wohnung unordentlich, voll gestopft, schmutzig und chaotisch, erzeugt sie dieselbe Form von Energie. Wenn Ihr Partner das Heimkommen so lange wie möglich hinauszögert, mag das auch mit solchen Dingen zusammenhängen.

Was aber macht eine Wohnung warm und anheimelnd? Die meisten Menschen denken bei dieser Frage sofort an visuelle Einflüsse: das Mobiliar, interessante Farben oder eine geschickte Ausstattung. Am wichtigsten aber ist das Qi des Hauses, das von Form und Grundriss der Wohnung bestimmt wird. Ein schickes, toll ausgestattetes Apartment mit allen Annehmlichkeiten kann sich trotzdem kalt anfühlen, wogegen ein einfaches Haus mit guter Raumaufteilung und solider Ausstattung ausgesprochen einladend wirken kann.

Wenn ein Haus zu kleinräumig aufgeteilt, der Raum quasi zerstückelt ist - und falls es dann auch noch schlecht platzierte Fenster hat –, wird der Energiefluss gehemmt. Dann wird die Energie allmählich knapp. Ein nicht klar umrissener Raum ist jedoch zu offen (zum Beispiel, wenn sich große Fenster gleich in der Nähe des Eingangs befinden); dann fließt die Energie zu schnell wieder ab und füllt das Haus nicht. Ohne diese Fülle an Qi entsteht jedoch keine Wärme.

Ein sauberes und ordentliches Haus mit klar umrissenen und gut miteinander verbundenen Innenräumen aber hat einen guten Energiefluss, den man mit der Möblierung zusätzlich fördern kann. Hier wird der kluge Einsatz von Farben das Heim noch einladender machen. Fehlt es jedoch an der grundlegenden Energie, können Sie mit Möbeln und Dekor nicht mehr viel ausrichten.

Einfachheit und Ausgewogenheit sind die Schlüsselbegriffe im Umgang mit dem Mobiliar. Klassische Fehler sind:

- die Überfrachtung der Räume mit Möbeln,
- das Aufstellen zu vieler Dekorationsgegenstände sowie
- eine verwirrende Farbgestaltung.

Hier gilt: *Einfacher ist besser, weniger ist mehr.* Wenn in einem Zimmer eine Wand voller Bilder hängt, dann sollte die gegenüberliegende auf jeden Fall frei bleiben. So entsteht die gewünschte Balance zwischen Yin und Yang.

Farben und Möbel müssen aufeinander abgestimmt sein; nur so kann ein einheitliches Qi im Raum entstehen.

Von Zeit zu Zeit sollten wir Dekoration und Möbel einer gründlichen Musterung unterziehen und uns fragen, ob wir sie überhaupt noch brauchen. Lautet die klare Antwort Nein, ist es besser, sich von ihnen zu trennen.

Die Größe des Hauses bzw. der Wohnung wirkt sich auf die Energiedichte der Räumlichkeiten aus. Ein Haus schafft Raum für Menschen. Die Menschen, die darin leben, nähren es mit ihrer Energie. Bei der gleichen Anzahl Bewohner hat ein kleineres Haus mehr Wärme als ein größeres. Ist das Haus zu riesig für sie, verliert die energetische Qualität der Möbel an Bedeutung: Es wird sich kalt anfühlen.

Jede Wohnung sollte reichlich mit gesunden Zimmerpflanzen geschmückt sein. Pflanzen stellen Verbindungen her. Sie reinigen, neutralisieren und schaffen Energie. Man kann das sehr gut an öffentlichen Orten feststellen: Finden sich dort zahlreiche Pflanzen, fühlt man sich meist sehr viel wohler. Je kahler die Wohnumgebung, desto kälter, ja feindseliger fühlt sie sich an.

Der ideale Ort zum Wohnen hat eine ausgeglichene Bilanz von Yin und Yang. Ein Haus mit zu vielen Yang-Eigenschaften hat Yang-Probleme zur Folge, ein Haus mit zu viel Yin hingegen führt zu yinbetonten Schwierigkeiten. In einem Gebäude mit vielen Fenstern herrschen

Licht und Offenheit vor. Dementsprechend schließen seine Bewohner meist leicht Freundschaften, die sich allerdings nicht als dauerhaft erweisen. Man flattert gewissermaßen »von Rose zu Rose«. Ist ein Haus zu dunkel und in sich geschlossen, entstehen die Bindungen zur Außenwelt gar nicht erst. Es kommt zu Stagnation. Das Resultat ist ein Mangel an Beziehungen – an guten und schlechten.

Eine Checkliste

Für Liebe und Partnerschaft sind im Feng Shui vor allem folgende Punkte wichtig:

- Das Haus sollte eine gute »Rückendeckung« aufweisen, weil dies ein Gefühl von Sicherheit vermittelt. Liebe und Entspannung werden dadurch verbessert.
- Eine günstige Form des Hauses erzeugt sehr heilsame Energie.
- Die Energie muss ungehindert und reichlich fließen, weder zu schnell noch zu langsam. Es sollten weder zu wenige noch zu viele Fenster vorhanden sein.
- Die Gesamtenergiebilanz hat idealerweise eine ausgewogene Yin- und Yang-Verteilung. Der Haupteingang sollte möglichst in der Mitte liegen.
- Die Küche darf keine Konfliktzonen aufweisen. Spüle und Herd dürfen einander nicht gegenüberliegen.
- Das Bett steht am besten mit dem Kopfende an einer festen Wand.

- Die Schlafzimmertür sollte vom Bett aus zu sehen sein.
- Wenn Sie im Bett liegen, sollte der Haupteingang der Wohnung bzw. des Hauses in Richtung Ihrer Füße positioniert sein, auf keinen Fall hinter dem Kopfende des Bettes (auch wenn der Haupteingang gewöhnlich vom Schlafzimmer aus nicht sichtbar ist).

Sind diese Voraussetzungen erfüllt, werden Sie aus Sicht des Feng Shui keine Probleme haben, einen Partner zu finden, wenn Sie das wollen. Je mehr Punkte unerfüllt bleiben, desto größer sind die Herausforderungen, denen Sie vermutlich begegnen werden.

4

Wer mit wem? Oder: Der richtige Mensch zur richtigen Zeit

Das menschliche Streben kennt drei wesentliche Voraussetzungen für den Erfolg: Zeit, Ort und andere Menschen. Nicht nur der Ort muss stimmen, auch Zeit und der entsprechende Partner sind von entscheidender Bedeutung. In der Natur hat alles seinen Platz und seine Zeit. Jede Pflanze, jedes Tier hat seinen ganz besonderen Lebensraum. Manche Pflanzen gedeihen im Sonnenlicht am besten, andere im Schatten. Einige Tiere können nur in der Wüste leben, andere sind an die Existenz im Wald angepasst. Genauso gibt es Pflanzen, die im Sommer blühen, und andere, die ihre Blüten im Winter treiben. Manche Tiere werden über hundert Jahre alt. Andere sterben am selben Tag, an dem sie zur Welt gekommen sind.

Wenn alle Voraussetzungen stimmen, werden Pflanze und Tier gedeihen. Falls nicht, sind weitere Anstrengungen vonnöten. Versuchen Sie, eine tropische Pflanze in rauen Gegenden zu ziehen, mag es sein, dass bei aller Mühe, die Sie sich geben, das Ergebnis weit hinter dem zurückbleibt, was die Pflanze in ihrer natürlichen Umgebung hervorbringt. Dies gilt auch für menschliche Beziehungen. Zwei Menschen können alle guten Eigenschaften der Welt aufweisen und trotzdem nicht zueinander passen.

Auch das »Timing« ist ein wichtiger Faktor. In der Natur hat alles seine Zeit. Die Sonne geht auf und wieder unter. Der Mond nimmt zu und ab. Wenn der Winter weicht, kommt der Frühling, und die Pflanzen treiben wieder aus. Auf den Sommer folgen Herbst und Ernte. Wenn die Dinge diesem natürlichen Rhythmus folgen, ist alles im Lot. Weichen sie jedoch davon ab, dann breiten sich die Störwellen im ganzen System aus wie Ringe auf der Wasseroberfläche eines Teiches. Die Konsequenzen beschränken sich keineswegs nur auf den, »der den Stein geworfen hat«. Blüht etwa eine Blume zu zeitig im Frühjahr, kann es sein, dass der Frost sie dahinrafft – davon sind aber ebenso die Insekten betroffen, die von dem Blütenstaub dieser Pflanze leben. Auch wir Menschen unterliegen dem Rhythmus des Lebens und leiden, wenn wir von ihm abweichen. Die chinesische Medizin hat diese Zyklen ausführlich studiert. So heißt es beispielsweise, dass die Meridiane, Energiebahnen im menschlichen Körper, und die mit ihnen verbundenen Organe zu bestimmten Tageszeiten aktiv bzw. passiv werden. Wird also der eigene Tagesrhythmus gestört, kann es durchaus sein, dass damit auch die Aktivierung der einzelnen Organe unterbleibt, was zu Schmerz und Krankheit führt. Ein beredtes Beispiel dafür ist der Jetlag, eine gravierende Befindlichkeitsstörung, die sich einstellt, wenn man verschiedene Zeitzonen durchfliegt. Der Körper funktioniert immer noch nach dem Zeitsystem des Ortes, an dem man gestartet ist, und will sich partout nicht auf das neue einstellen. Mithilfe dieser Rhythmen ist es leicht, festzustellen, wann man am besten isst, schläft oder arbeitet. Was sie im Hinblick auf die Liebe aussagen, ist schon schwieriger zu definieren. Dabei gibt es in der Liebe so viele Fragen: Wann werde ich meinen Seelengefährten kennen lernen? Ist jetzt eine gute Zeit, um sich auf eine Beziehung einzulassen? Woher weiß ich, dass dies der Richtige ist? Welche Charakterzüge besitzt mein künftiger Partner? All diese Überlegungen lassen sich letztlich auf zwei wesentliche Fragen zurückführen:

- Ist der andere der richtige Partner und
- ist nun die richtige Zeit gekommen?

Um diese Fragen zu beantworten, gibt es zwei verschiedene Wege. Der eine ist eher mechanisch-mathematisch, der andere organisch und intuitiv. Der erste arbeitet mit astrologischen Daten, der zweite erfordert ein instinktives Verständnis der Zyklen, welche die natürlichen Prozesse des lebenden Universums steuern.
Wenden wir uns zunächst einmal der mechanisch-mathematischen Methode zu, mit der man herausfinden kann, ob zwei Menschen zueinander passen: der Astrologie.

Wer mit wem im chinesischen Tierkreis?

In der östlichen wie der westlichen Astrologie wurde immer wieder nach Methoden gesucht, mit denen man feststellen kann, ob zwei Partner harmonieren.
In China wurden Ehen traditionell von den Eltern ar-

rangiert. Dabei half ein Heiratsvermittler. Wenn beide Familien und die jungen Leute mit den ausgehandelten Bedingungen einverstanden sind, werden die Daten des künftigen Paares vom Heiratsvermittler an den Astrologen weitergegeben, der prüft, ob die beiden zusammenpassen. Dazu braucht man Jahr, Monat, Tag und Stunde der Geburt. Man nennt diese Daten auch »Die Vier Säulen«. Sie ergeben eine Art Geburtshoroskop. Jede »Säule« wird in zwei chinesischen Zeichen ausgedrückt, was also acht Zeichen ergibt. Daher heißt diese Praxis auch »Die acht Zeichen deuten«. Findet der Astrologe heraus, dass die beiden nicht zueinander passen, wird die Ehe höchstwahrscheinlich nicht geschlossen, wie »passend« sie ansonsten auch sein mag. Dies hat in der Vergangenheit zahlreiche Tragödien ausgelöst. Die Befürworter des Systems allerdings meinen, dass noch schlimmere Ereignisse verhindert worden seien.

Eine etwas vereinfachte Methode besteht darin, nur die Geburtsjahre der Partner zu vergleichen. Da jedes Jahr von einem der zwölf Tierkreiszeichen regiert wird, geht es im Wesentlichen um die Feststellung, ob die beiden Jahreszeichen zueinander passen. Die zwölf Tierkreiszeichen finden Sie in Abb. 4.1.

Im Grunde gibt es sieben Typen von Beziehungen: Zwei gelten als günstig und passend, einer als neutral, die anderen vier als ungünstig. Das Chancenverhältnis ist also alles andere als ausgeglichen.

Der erste Typ wird »Dreifache Harmonie« genannt. Dies sind die günstigsten Beziehungen. Solche Menschen fühlen sich ganz natürlich voneinander angezogen. Die Konstellation verbindet Menschen, deren Jahreszeichen im 120-Grad-Winkel zueinander stehen. Gut zueinander passen dic Zeichen von Ratte, Drache und Affe. Die nächste Gruppe bilden Ochse, Schlange und Hahn. Dann kommen Tiger, Pferd und Hund und zu guter Letzt Hase, Schaf und Schwein.

Der zweite Typ trägt die Bezeichnung »Wechselseitige Harmonie«. Auch diese Zeichen passen zueinander und haben eine entspannte Beziehung, aber in geringerem Ausmaß als die Zeichengruppen des ersten Typs. Auf diese Art sind ein gutes Paar: Ratte mit Ochse, Tiger mit Schwein, Hund mit Hase, Hahn mit Drache, Affe mit Schlange und Schaf mit Pferd.

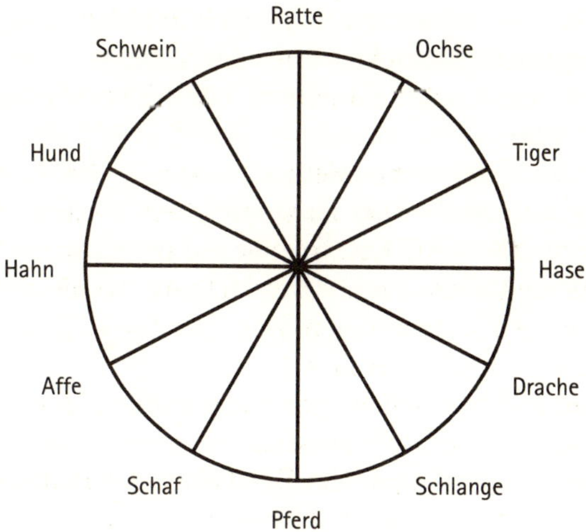

Abb. 4.1: *Der chinesische Tierkreis*

Der dritte Typ wird als »Direkter Konflikt« bezeichnet. Es geht dabei um Beziehungen zwischen Jahreszeichen, die einander im Tierkreis direkt gegenüberstehen (also einen 180-Grad-Winkel bilden). Ratte und Pferd sind solch ein gegensätzliches Paar. Oder Ochse und Schaf, Tiger und Affe usw. Menschen mit dieser Zeichenkombination stehen in einem natürlichen, charakterlichen Gegensatz. Meist rät man ihnen daher, die Beziehung nicht einzugehen. Von einem höheren Standpunkt aus betrachtet, bietet aber gerade diese Spannung eine gute Möglichkeit zur Selbsterkenntnis und zur Charakterstärkung.

Beziehungen vom Typ vier tragen die Bezeichnung »Indirekter Konflikt«. Diese Zeichenkombinationen sind weniger gegensätzlich als die vom Typ drei. Trotzdem müssen solche Menschen hart daran arbeiten, nicht aneinander zu geraten. So passen zum Beispiel Ratte und Schaf nicht recht zusammen. Dasselbe gilt für Ochse und Pferd, Tiger und Schlange, Hase und Drache usw.

Der fünfte Typ wird »Reibung« genannt. Die Beziehungen sind hier gespannt. Solche Menschen gehen sich manchmal auf die Nerven. Hier gibt es drei Untergruppen:

- Hund reibt sich mit Ochse und Schaf,
- Ratte reibt sich mit Hase, und
- Drache, Pferd, Hahn und Schwein reiben sich mit Vertretern des eigenen Zeichens.

Der sechste Beziehungstyp nennt sich »Behinderung«. In Partnerschaften von diesem Typ gibt es ein mäßiges Auf und Ab. Die Partner sind einander ein wenig fremd.

	Ratte	Ochse	Tiger	Hase	Drachen	Schlange	Pferd	Schaf	Affe	Hahn	Hund	Schwein
Ratte	Neutral	Wechselseitige Harmonie	Neutral	Reibung	Dreifache Harmonie	Neutral	Direkter Konflikt	Indirekter Konflikt	Dreifache Harmonie	Behinderung	Neutral	Neutral
Ochse	Wechselseitige Harmonie	Neutral	Neutral	Neutral	Behinderung	Dreifache Harmonie	Indirekter Konflikt	Direkter Konflikt	Neutral	Dreifache Harmonie	Reibung	Neutral
Tiger	Neutral	Neutral	Neutral	Neutral	Neutral	Indirekter Konflikt	Dreifache Harmonie	Neutral	Direkter Konflikt	Neutral	Dreifache Harmonie	Wechselseitige Harmonie
Hase	Reibung	Neutral	Neutral	Neutral	Indirekter Konflikt	Neutral	Behinderung	Dreifache Harmonie	Neutral	Direkter Konflikt	Wechselseitige Harmonie	Dreifache Harmonie
Drache	Dreifache Harmonie	Behinderung	Neutral	Indirekter Konflikt	Reibung	Neutral	Neutral	Neutral	Dreifache Harmonie	Wechselseitige Harmonie	Direkter Konflikt	Neutral
Schlange	Neutral	Dreifache Harmonie	Indirekter Konflikt	Neutral	Neutral	Neutral	Neutral	Neutral	Wechselseitige Harmonie	Dreifache Harmonie	Neutral	Direkter Konflikt
Pferd	Direkter Konflikt	Indirekter Konflikt	Dreifache Harmonie	Behinderung	Neutral	Neutral	Reibung	Wechselseitige Harmonie	Neutral	Neutral	Dreifache Harmonie	Neutral
Schaf	Indirekter Konflikt	Direkter Konflikt	Neutral	Dreifache Harmonie	Neutral	Neutral	Wechselseitige Harmonie	Neutral	Neutral	Neutral	Reibung	Dreifache Harmonie
Affe	Dreifache Harmonie	Neutral	Direkter Konflikt	Neutral	Dreifache Harmonie	Wechselseitige Harmonie	Neutral	Neutral	Neutral	Neutral	Neutral	Indirekter Konflikt
Hahn	Behinderung	Dreifache Harmonie	Neutral	Direkter Konflikt	Wechselseitige Harmonie	Dreifache Harmonie	Neutral	Neutral	Neutral	Reibung	Indirekter Konflikt	Neutral
Hund	Neutral	Reibung	Dreifache Harmonie	Wechselseitige Harmonie	Direkter Konflikt	Neutral	Dreifache Harmonie	Reibung	Neutral	Indirekter Konflikt	Neutral	Neutral
Schwein	Neutral	Neutral	Wechselseitige Harmonie	Dreifache Harmonie	Neutral	Direkter Konflikt	Neutral	Dreifache Harmonie	Indirekter Konflikt	Neutral	Neutral	Reibung

Dreifache Harmonie: die harmonischste Beziehung. Solche Menschen fühlen sich ganz natürlich voneinander angezogen.

Wechselseitige Harmonie: angenehme, entspannte Beziehung. Diese Menschen fühlen sich miteinander wohl.

Neutral: eine ausgeglichene, freundschaftliche Beziehung. Diese Menschen kommen gut miteinander aus, aber die Beziehung ist leicht zu erschüttern.

Potenzial: Dieses Symbol taucht in der oben stehenden Tabelle nicht auf, obwohl sein Einfluss in jeder Beziehung vorhanden ist. Es steht für das Potenzial des Menschen, das eigene Schicksal zu gestalten.

Direkter Konflikt: eine natürliche Opposition der Anlagen. Diese Beziehung bietet die größte Herausforderung und damit Möglichkeiten zur Selbsterkenntnis.

Indirekter Konflikt: Die Herausforderung ist hier geringer, trotzdem müssen diese Menschen an sich arbeiten, um eine gute Partnerschaft herzustellen.

Reibung: eine eher ungünstige Beziehung. Die Partner gehen sich mitunter auf die Nerven.

Behinderung: Die Partner sind sich ein wenig fremd und erfahren ein mäßiges Auf und Ab in der Bindung.

Abb. 4.2: *Beziehungen nach dem chinesischen Horoskop*

10.02.1910 Hund	25.01.1944 Affe	07.02.1978 Pferd
30.01.1911 Schwein	13.02.1945 Hahn	28.01.1979 Schaf
18.02.1912 Ratte	02.02.1946 Hund	16.02.1980 Affe
06.02.1913 Ochse	22.01.1947 Schwein	05.02.1981 Hahn
26.01.1914 Tiger	10.02.1948 Ratte	25.02.1982 Hund
14.02.1915 Hase	29.01.1949 Ochse	13.02.1983 Schwein
03.02.1916 Drache	17.02.1950 Tiger	02.02.1984 Ratte
27.01.1917 Schlange	06.02.1951 Hase	20.02.1985 Ochse
11.02.1918 Pferd	27.01.1952 Drache	09.02.1986 Tiger
01.02.1919 Schaf	14.02.1953 Schlange	29.01.1987 Hase
20.02.1920 Affe	03.02.1954 Pferd	17.02.1988 Drache
08.02.1921 Hahn	24.01.1955 Schaf	06.02.1989 Schlange
28.01.1922 Hund	12.02.1956 Affe	27.01.1990 Pferd
16.02.1923 Schwein	31.01.1957 Hahn	15.02.1991 Schaf
05.02.1924 Ratte	18.02.1958 Hund	04.02.1992 Affe
24.01.1925 Ochse	08.02.1959 Schwein	23.01.1993 Hahn
02.01.1926 Tiger	28.01.1960 Ratte	10.02.1994 Hund
02.02.1927 Hase	15.02.1961 Ochse	31.01.1995 Schwein
23.01.1928 Drache	05.02.1962 Tiger	19.02.1996 Ratte
10.02.1929 Schlange	25.01.1963 Hase	07.02.1997 Ochse
30.01.1930 Pferd	13.02.1964 Drache	28.01.1998 Tiger
17.02.1931 Schaf	02.02.1965 Schlange	16.02.1999 Hase
06.02.1932 Affe	21.01.1966 Pferd	05.02.2000 Drache
26.01.1933 Hahn	09.02.1967 Schaf	24.01.2001 Schlange
14.02.1934 Hund	30.01.1968 Affe	12.02.2002 Pferd
04.02.1935 Schwein	17.02.1969 Hahn	01.02.2003 Schaf
24.01.1936 Ratte	06.02.1970 Hund	22.01.2004 Affe
11.02.1937 Ochse	27.01.1971 Schwein	09.01.2005 Hahn
31.01.1938 Tiger	15.02.1972 Ratte	29.01.2006 Hund
19.02.1939 Hase	03.02.1973 Ochse	18.02.2007 Schwein
08.02.1940 Drache	23.01.1974 Tiger	07.02.2008 Ratte
27.01.1941 Schlange	11.02.1975 Hase	28.01.2009 Ochse
15.02.1942 Pferd	31.01.1976 Drache	
05.02.1943 Schaf	18.02.1977 Schlange	

Abb. 4.3: *Chinesisches Neujahr 1910 bis 2009 mit entsprechendem Tierkreiszeichen*

Dies gilt zum Beispiel für Ratte und Hahn, Ochse und Drache sowie Hase und Pferd.

Typ sieben wiederum vereint alle Beziehungen, die nicht unter die ersten sechs Kategorien fallen, und wird als »neutral« betrachtet. Das sind recht ausgeglichene, von Freundschaft getragene Bindungen. Menschen in solchen Beziehungen kommen gut miteinander aus, doch die kleinste Erschütterung wirft die Partnerschaft bereits aus der Bahn. Für einen Heiratsvermittler allerdings wäre dies immer noch eine akzeptable Ausgangslage.

Bei Beziehungen vom Typ eins und zwei (»Dreifache Harmonie« und »Wechselseitige Harmonie«) wird der Heiratsvermittler zur Verbindung raten. Vor Beziehungen von Typ drei bis Typ sechs wird er hingegen warnen.

Welches Band Sie mit Ihren Mitmenschen vereint, können Sie der Abb. 4.2 entnehmen.

Der chinesische Tierkreis basiert auf dem Mondkalender. Dessen Daten, die das jeweilige chinesische Neujahrsfest anzeigen, finden Sie in Abb. 4.3.

(Anmerkung: Das chinesische Neujahrsfest fällt jedes Jahr auf ein anderes Datum. Es wird beim zweiten Neumond nach der Wintersonnwende gefeiert. Wenn Sie also vor dem 15. Februar 1961 und nach dem 28. Januar 1960 geboren sind, ist Ihr chinesisches Tierkreiszeichen die Ratte.)

Wer mit wem im westlichen Tierkreis?

Im Westen ändert sich das Tierkreiszeichen der Geburt jeden Monat und nicht nur jedes Jahr. Die Anzahl der Zeichen ist dieselbe wie im chinesischen Zodiak: zwölf. Auch hier wird die Qualität der Beziehung am Abstand zwischen den Zeichen im Tierkreis abgelesen. Man nennt dies in der klassischen Astrologie »Aspekte«. Es gibt sieben: Konjunktion, Halbsextil, Sextil, Quadrat, Trigon, Quincunx und Opposition.

Konjunktion bedeutet, die Zeichen sind identisch. Beim Halbsextil gibt es einen Abstand von 30 Grad, bzw. die Zeichen stehen nebeneinander, beim Sextil beträgt er 60 Grad, beim Quadrat 90 Grad, beim Trigon 120 Grad, beim Quincunx 150 Grad und bei der Opposition 180 Grad.

Im Allgemeinen gilt die Konjunktion als starke positive Bindung, bei der die beiderseitigen Neigungen der Partner verstärkt werden. Sie kann harmonisch oder konfliktreich ablaufen, daher müssen die Partner darauf achten, welchen Weg sie einschlagen.

Das Halbsextil zeigt an, dass zwei völlig unterschiedliche Menschen Entscheidungen treffen müssen. Die Beziehungen können anstrengend sein, uns aber auch eine neue Sichtweise schenken.

Das Sextil steht für eine harmonische Beziehung, die den Partnern viel gibt. Sie fördert die Kreativität und gilt als günstig.

Das Quadrat zeigt Reibungen zwischen zwei sehr unterschiedlichen Menschentypen an. Es kann den Beteiligten zu Einsicht und Wachstum verhelfen, obwohl es von einem Heiratsvermittler vermutlich als unpassende Beziehung betrachtet würde, weil die Zeichen nicht besonders gut zueinander passen.

Das Trigon steht für die harmonischste Beziehung, doch es fehlt ihm an den Bindungskräften, die entstehen, wenn man sich gemeinsam Herausforderungen stellt. Solche Menschen fühlen sich ganz natürlich voneinander angezogen.

Der Quincunx fordert den Abschied von alten Gewohnheiten. Menschen in solchen Beziehungen werden leicht aus der Bahn geworfen. Meist sind die Partnerschaften recht anstrengend und verlangen viel Flexibilität.

Beziehungen unter dem Zeichen der Opposition sind meist von Spannungen geprägt. Wie der »Direkte Konflikt« gilt auch die Opposition als am wenigsten förderlich. Reife Menschen jedoch können daraus inneres Gleichgewicht und erhöhte Bewusstheit gewinnen.

In welcher Beziehung zueinander die westlichen Tierkreiszeichen stehen, können Sie in Abb. 4.4 ablesen.

Da der chinesische Zodiak auf einer Jahreszählung beruht, der westliche aber auf einer Monatseinteilung, kann die Kombination der beiden zu interessanten Einsichten verhelfen. Sind zwei Menschen also unter dem Zeichen des Drachen bzw. des Affen geboren (was eine »Dreifache-Harmonie«-Beziehung anzeigt) und haben Widder bzw. Löwe als Sonnenzeichen (eine Trigonbeziehung und somit ebenfalls harmonisch), dann sind die günstigen Vorzeichen für diese Bindung doppelt stark.

Jede Beziehungstypologie, sowohl die chinesische als auch die westliche, weist noch ein zusätzliches Zeichen auf: Potenzial. Dies soll uns daran erinnern, dass wir

	Widder	Stier	Zwillinge	Krebs	Löwe	Jungfrau	Waage	Skorpion	Schütze	Steinbock	Wassermann	Fische
Widder 21.03.–20.04.	☌	⚺	✱	■	△	⚻	☍	⚻	△	■	✱	☌
Stier 21.04.–20.05.	⚺	☌	⚺	✱	■	△	⚻	☍	⚻	△	■	✱
Zwillinge 21.05.–20.06.	✱	⚺	☌	⚺	✱	■	△	⚻	☍	⚻	△	■
Krebs 21.06.–22.07.	■	✱	⚺	☌	⚺	✱	■	△	⚻	☍	⚻	△
Löwe 23.07.–22.08.	△	■	✱	⚺	☌	⚺	✱	■	△	⚻	☍	⚻
Jungfrau 23.08.–22.09.	⚻	△	■	✱	⚺	☌	⚺	✱	■	△	⚻	☍
Waage 23.09.–22.10.	☍	⚻	△	■	✱	⚺	☌	⚺	✱	■	△	⚻
Skorpion 23.10.–21.11.	⚻	☍	⚻	△	■	✱	⚺	☌	⚺	✱	■	△
Schütze 22.11.–21.12.	△	⚻	☍	⚻	△	■	✱	⚺	☌	⚺	✱	■
Steinbock 22.12.–19.01.	■	△	⚻	☍	⚻	△	■	✱	⚺	☌	⚺	✱
Wassermann 20.01.–18.02.	✱	■	△	⚻	☍	⚻	△	■	✱	⚺	☌	⚺
Fische 19.02.–20.03.	☌	✱	■	△	⚻	☍	⚻	△	■	✱	⚺	☌

☌ *Konjunktion*: starke positive Bindung. Beiderseitige Neigungen werden verstärkt. Kann harmonisch oder konfliktreich verlaufen.

⚺ *Halbsextil*: Zwei völlig unterschiedliche Menschen müssen Entscheidungen treffen. Beziehung schenkt den Beteiligten eine neue Weltsicht.

✱ *Sextil*: harmonische, förderliche Beziehung. Bietet Gelegenheiten, fördert Kreativität.

■ *Quadrat*: Reibung zwischen sehr unterschiedlichen Menschen. Möglichkeit zu Einsicht und innerem Wachstum.

△ *Trigon*: harmonischste Beziehung. Die Menschen passen gut zueinander. Es fehlt jedoch das Salz der Herausforderung.

⚻ *Quincunx*: Abschied von alten Lebensgewohnheiten. Reife Menschen entwickeln dadurch Bewusstheit und Ausgeglichenheit.

☍ *Opposition*: aufeinander krachen oder auseinander gehen. Reife Menschen finden dadurch zu innerem Gleichgewicht und erhöhter Bewusstheit.

⊞ *Potenzial*: Dieses Symbol taucht in der oben stehenden Tabelle nicht auf, obwohl sein Einfluss in jeder Beziehung vorhanden ist. Es steht für das Potenzial des Menschen, das eigene Schicksal zu gestalten.

Abb. 4.4: *Beziehungen nach dem westlichen Horoskop*

die astrologischen Vorgaben keineswegs als unabwendbares Schicksal betrachten müssen. Wir haben immer die Freiheit der Wahl. Schwierigkeiten, die sich in einer bestimmten Partnerkonstellation andeuten, können überwunden werden. Wir besitzen nämlich die Gabe, die Rohmaterialien unseres Geschicks nach eigenen Wünschen zu schmieden, wenn wir willens und bereit sind, dies zu tun.
Einfach die Tabellen zu konsultieren, um herauszufinden, ob man zusammenpasst oder nicht, ist nicht weiter schwer. Doch was kann diese Information nun für uns bedeuten? Wie können wir sie sinnvoll nutzen? Ist die Tatsache, dass man zueinander passt, immer gleichbedeutend mit einer »guten« Beziehung? Und geringe charakterliche Übereinstimmung mit einer »schlechten«? Wenn man mit diesen Informationen arbeiten möchte, ist es unabdingbar, die Partnerschaft von einem höheren Standpunkt aus zu betrachten. Nur dann sind wir in der Lage, das große Ganze zu sehen.

Der richtige Zeitpunkt in der Astrologie

Die zweite wichtige Frage hinsichtlich einer neuen Beziehung lautet: Woher wissen wir, wann wir uns nach einem Partner umsehen bzw. es bleiben lassen sollen? Wie können wir herausfinden, ob unsere Sehnsucht nach dem Seelengefährten endlich gestillt wird? Westliche und östliche Astrologie haben dazu verschiedene Methoden entwickelt. Die westliche sieht die Zeit

für gekommen, wenn der Mond im Trigon zum fünften Haus des Geburtshoroskops steht. Dies ist das Haus der Liebe. Wenn der Mond dazu einen förderlichen Aspekt bildet, sollten Sie ausgehen und sich umsehen ... Die Wahrscheinlichkeit, dass Sie sich verlieben, ist jetzt groß. Ihr Geburtshoroskop können Sie sich von einem Astrologen berechnen lassen oder ein entsprechendes Astrologieprogramm für den Computer benutzen. Dazu brauchen Sie das Datum und die genaue Zeit Ihrer Geburt sowie Ihren Geburtsort.
In der chinesischen Astrologie bedient man sich zur Horoskoperstellung einiger eher komplizierter Techniken. Anhand der acht Zeichen lässt sich herausfinden, wann eine gute Zeit ist, um Menschen kennen zu lernen (siehe weiter oben: »Wer mit wem im chinesischen Tierkreis?«). Auch jene Zeiträume, während deren man sich besser nicht auf neue Beziehungen einlässt, gehen daraus klar hervor. Wegen der komplizierten Technik sollte man hierfür aber einen Experten für chinesische Astrologie konsultieren.

Astrologie macht aber nicht alles aus. Es ist gut, wenn man über die astrologischen Faktoren Bescheid weiß, aber man sollte sich auch nicht sklavisch davon leiten lassen. Sie zeigen, welche Einflüsse zu einer bestimmten Zeit wirksam sind. Das muss aber keineswegs heißen, dass wir nur mithilfe der Astrologie eine stabile Partnerschaft eingehen und aufrechterhalten können.
Die Astrologie blickt auf eine lange Geschichte zurück: Sie entspringt im Wesentlichen der menschlichen Sehnsucht, die Zukunft zu erfahren. Ihr Wissensschatz verdankt sich jahrhundertelanger Beobachtung mensch-

licher Schicksale und statistischer Muster. Doch diese astrologischen Ansätze verhalten sich zum Leben wie die Uhrzeit: Sie sind ein mechanisches Zählwerk, das man wie ein imaginäres Netz über das lebendige Gewebe des Lebens wirft. Das Leben aber hat seinen eigenen organischen Rhythmus, der von der Uhr völlig unabhängig ist. Wir leben unser Leben nach dem Gefühl und nach unseren inneren Abläufen. Die Uhrzeit – und die astrologischen Kalkulationen – hingegen können nur ein ungefähres Bild dessen vermitteln, was wirklich geschieht.

Der Zusammenklang in der Liebe

Dass man zueinander passt, ist nur ein anderer Ausdruck für den inneren Zusammenklang, der zwischen zwei Menschen entstehen kann. Wenn wir uns also mit diesem Thema beschäftigen, müssen wir uns bewusst machen, dass eine echte Bindung immer auf dem beruht, was zwei Menschen wirklich sind. Daher ist es sinnlos, etwas vorzugeben, was man nicht ist, nur weil man unbedingt den Wünschen eines bestimmten Menschen entsprechen möchte. Selbst wenn unsere Maskerade eine Zeit lang zu funktionieren scheint, ist es ausgesprochen frustrierend, wenn man jemanden an sich zu binden versucht, mit dem man in Wahrheit nichts gemein hat. Außerdem hält es jene potenziellen Partner fern, zu denen man tatsächlich passen würde.

Das große Ganze auf sich wirken zu lassen bedeutet,

dass wir auf Energien und ihren Rhythmus achten. Wir legen die Hand an den Puls des Lebens, statt stur auf das Zifferblatt der Uhr zu starren. Diese organischen Rhythmen sind dafür verantwortlich, dass wir zueinander passen bzw. den richtigen Zeitpunkt erwischen.

Wenn wir zu einem Menschen eine echte Bindung herstellen wollen, müssen unsere Energien in Einklang stehen, sodass wir am Ende einen gemeinsamen Ton finden. Daher ist es gar nicht so ungewöhnlich, dass zwei Menschen einander begegnen und sofort wissen, dass sie füreinander bestimmt sind. Dies ist der innere Aspekt des Zueinanderpassens, der von Yin-Faktoren gesteuert wird.

Nähe ist keine Frage der physischen Entfernung, sondern des energetischen Zusammenklangs. Daher ist die reale Entfernung, in der die Partner leben, in einer Beziehung meist ohne Belang. Es gibt ein chinesisches Sprichwort, das besagt: »Wenn die Anziehung stark ist, sind tausend Meilen nicht genug, um zwei Menschen zu trennen. Ist sie hingegen schwach, dann finden sie nicht zueinander, selbst wenn sie Tür an Tür leben.«

Doch bei der Frage des Zueinanderpassens geht es um weit mehr als nur um Leidenschaft und Begehren: Soziale Belange wie Herkunft, Erziehung, Beruf und Bildung spielen ebenfalls eine große Rolle. Allerdings sollten auch diese Elemente nicht als Ausschlussfaktoren gesehen werden, sondern eher als allgemeine Leitlinien. Sie stellen den äußeren Aspekt des Zueinanderpassens dar, der von Yang-Faktoren bestimmt wird.

Das Bauernmädchen, das den Kronprinzen heiratet, gibt zwar eine tolle Story für die Boulevardpresse ab, doch nach der anfänglichen Leidenschaft kann der

Unterschied in der sozialen Herkunft durchaus zum Problem werden. Ein anderes Beispiel: Ein Kind aus einer nicht gerade wohlhabenden bäuerlichen Familie ist das Sparen gewohnt. Wenn es nun in eine reiche Familie einheiratet, können jene Züge, die im anderen Milieu durchaus sinnvoll waren, einen unangenehmen Beigeschmack bekommen und einfach geizig wirken. Hochzeiten zwischen Menschen mit unterschiedlichem sozialem Hintergrund haftet wohl etwas Märchenhaftes an, glückliche Ehen werden daraus jedoch nicht in jedem Fall. Leidenschaft ist eine gute Initialzündung für eine Beziehung, für deren Erhaltung aber ist anderes nötig.

Die Zeit wird kommen

Im Leben jedes Menschen, gleich, aus welcher Kultur er stammt, gibt es bestimmte Zeiträume, in denen typischerweise etwas geschieht. Es gibt eine Zeit, in der man studiert, heiratet, eine Familie gründet usw. Wann das jeweils passiert, ist von Kultur zu Kultur unterschiedlich. Das Grundmuster jedoch bleibt immer gleich.

Die Menschen fragen sich seit jeher, wie sie mit ihrem individuellen Leben in dieses allgemeine Muster passen. Unter gesellschaftlichen (Yang-)Gesichtspunkten betrachtet, gibt es natürlich eine »ideale« Zeit, um zu heiraten, eine Familie zu gründen und die Kinder großzuziehen. Wann aber ist die beste Zeit, um sich zu verlieben? Diese Frage wird nur selten gestellt, denn wie jeder weiß, lässt sich so etwas nicht planen. Anders aus-

gedrückt: Liebe entsteht spontan (Yin) und nicht als Ergebnis bestimmter Vorgaben oder Aktivitäten (Yang). Doch wie aus den bisherigen Ausführungen bereits deutlich wurde, ist es wichtig, dass Yin und Yang im Gleichgewicht sind. Weder Planung noch Spontaneität reichen, für sich genommen, aus. Oft heißt es, das richtige »Timing« sei alles. Aber es ist ein Fehler, zu glauben, dass man eine Situation kontrollieren könne, indem man krampfhaft versucht, den richtigen Zeitpunkt zu finden. Probieren Sie erst gar nicht, etwas zu erzwingen. Lassen Sie es einfach geschehen. Das ist die beste Strategie. Den Dingen ihren Lauf zu lassen soll wiederum nicht bedeuten, dass Sie Ihr Ziel aufgeben. Es geht viel mehr darum, sich genug Zeit zu gönnen und sensibel auf die Situation zu reagieren. Sich zu verlieben ist ein natürlicher, spontaner Prozess, der aus der klaren Intuition eines ausgeglichenen Herzens entsteht. Wenn wir etwas geschehen lassen, planen wir nicht. Aber obwohl es keine Regeln für den richtigen Zeitpunkt gibt, können wir doch lernen, sensibel und offen zu sein, sodass wir der ständig wechselnden Einflüsse um uns herum gewahr werden.
Konzentrieren wir uns nur auf den Yin-Aspekt, kann dies zwar das Zustandekommen einer Beziehung fördern, für die Erhaltung derselben ist damit aber noch nicht gesorgt. Richten wir unser Augenmerk hingegen in erster Linie auf den Yang-Aspekt, dann beweisen wir, dass wir einen Sinn fürs Praktische haben, der innere Funke aber fehlt uns. Wie immer müssen Yin und Yang in Wechselwirkung treten, damit das System als solches bestehen bleiben kann – das heißt, damit eine Beziehung entstehen und gedeihen kann.

Wenn die Rhythmen der Natur Menschen, die miteinander harmonieren, ohnehin zusammenbringen, wie kommt es dann, dass heutzutage so viele Menschen im heiratsfähigen Alter als Singles leben? Nun, die Antwort ist nicht schwer: Die Prozesse der Natur sind freilich einfach, der Mensch aber hat sich meilenweit von ihnen entfernt. Er hat in die natürlichen Abläufe eingegriffen, die ihn normalerweise zu seinem Seelengefährten führen würden.
Daher ist es vielleicht besser, sich nicht zu fragen, wann man eine Beziehung eingehen, sondern wann man dies tunlichst unterlassen sollte.
Die schlechteste Zeit, eine Beziehung aufzunehmen, ist dann, wenn Sie sich verzweifelt nach einer Bindung sehnen. In diesem Moment steht das, was Sie brauchen, sich wünschen und zu bieten haben, in keinem guten Verhältnis zur Realität. Denn was Sie sich sehnlichst wünschen, ist vielleicht nicht unbedingt das, was Sie tatsächlich brauchen. Daher werden die Dinge häufig noch chaotischer, wenn Sie das Gewünschte wirklich bekommen. In solchen Zeiten versuchen wir verzweifelt, eine innere Leere zu füllen. Daher haben wir nicht genug zu geben.
Wenn eine lang andauernde Beziehung zu Ende geht, erleben die meisten Menschen eine Reihe unbefriedigender Liebesaffären, oder sie treffen falsche Entscheidungen, die hinterher wieder korrigiert werden müssen. Andererseits sollten Sie sich klar machen, dass Sie kaum einen neuen Partner finden werden, wenn Sie keinerlei Interesse an einer neuen Bindung zeigen.
Für Menschen aber, die sich dem Gedanken an eine neue »bessere Hälfte« bereits geöffnet haben, ist die

entscheidende Frage immer noch: Wann wird es passieren? Nun, die beste Zeit, sich zu verlieben, ist dann, wenn es ganz von selbst passiert. »Aber wie?«, werden Sie fragen. Und noch einmal: »Wann?« *All diese Fragen müssen Sie ganz einfach vergessen.*

Nervöses Ausschauhalten und ständiges Überlegen verhindert nur, was sonst auf natürliche Weise passieren würde. Versuchen Sie, das nötige Vertrauen zu entwickeln: Wenn alle Bedingungen gegeben sind, wird es von selbst geschehen. Die Theorie von Yin und Yang besagt, dass da, wo ein Yin ist, auch ein Yang sein muss. Ist also ein einsames Herz da, dann gibt es irgendwo ein anderes einsames Herz. Sie stecken in einer ganz bestimmten Situation, weil jemand anderer dazu eine komplementäre Erfahrung macht: Yin und Yang treten nie getrennt voneinander auf. Wenn Sie verstehen, was dies bedeutet, dann wissen Sie, weshalb Sie niemals isoliert sind und daher auch nicht allein bleiben müssen.

Die Anziehung zwischen Yin und Yang ist ein natürlicher Vorgang: Sobald Sie bereit sind, wird sie wirken. Wenn Sie ausreichend vorbereitet sind, wird es geschehen. Falls Sie wissen wollen, was Sie tun können, um endlich den ersehnten Partner in Ihr Leben zu holen, dann lautet die Antwort: Arbeiten Sie an sich selbst. Führen Sie ein glückliches Leben. Entwickeln Sie Ihre innere Ausstrahlung.

Stoßen Sie bei der Arbeit an sich selbst auf zahlreiche Hindernisse, sollten Sie sich genug Zeit nehmen, um diese aufzuarbeiten. Dann können Sie sich ergebende Gelegenheiten beim Schopf packen. Sind Ihre inneren Widerstände noch zu groß, ruft eine übereilte Beziehung nur Frustration hervor. Es hat keinen Sinn, Sa-

men auszustreuen, wenn der Boden gefroren ist. Hat er sich jedoch ausreichend erwärmt, sollten wir bereit sein zum Pflanzen, um den günstigsten Augenblick nicht zu verpassen. Für die Ernte gilt genau dasselbe: Es hat keinen Sinn, sie vorantreiben zu wollen. Alles, was wir tun können, ist, uns bereitzuhalten, damit wir das Korn sofort einbringen können, wenn es reif ist. In anderen Worten: Wenn wir unsere inneren Quellen erschließen, können wir darauf zurückgreifen, sobald die Zeit für eine Veränderung günstig ist. Dann erst sind wir in der Lage, die sich bietende Gelegenheit zu nutzen.
Das Yin-Yang-Symbol zeigt dies klar und deutlich: Wo die eine Seite vordringt, weicht die andere zurück. Das heißt ja nicht, dass der Rückzug von Dauer ist. Sobald die Zeit der positiven Einflüsse anbricht, ergreifen Sie Ihre Chance. Klopft das Glück an Ihre Tür, dann dürfen Sie nicht zögern. Packen Sie beherzt zu, damit Sie den richtigen Augenblick nicht verpassen.

Dies sind sehr allgemeine Prinzipien. Vielleicht hört sich das alles viel zu abstrakt an, wenn Sie die bange Frage umtreibt, wann und wo Sie wohl den richtigen Partner treffen werden und wie Sie ihn dann erkennen. Dabei dürfen Sie eines nicht vergessen: Letztlich sollten wir uns über den richtigen Partner und den richtigen Zeitpunkt nicht allzu viele Gedanken machen. Es gibt den richtigen Partner für Sie. Daher ist es Zeit- und Energieverschwendung, sich darum zu sorgen oder eine Beziehung um jeden Preis herbeiführen zu wollen. Wenn die Voraussetzungen stimmen, kommen die Partner zusammen, die füreinander bestimmt sind. Wenn sie nicht zusammenkommen, sind die Voraussetzungen nicht erfüllt. Die Antwort auf die Frage, warum die Dinge selten nach Wunsch laufen, ist, dass wir uns letztlich von den natürlichen Abläufen entfernt haben, die bewirken, dass Wunsch und Wirklichkeit sich decken.

Kopf und Herz

Einen letzten Punkt gibt es noch, der uns im Hinblick auf die Wahl des richtigen Partners bzw. des richtigen Zeitpunkts beschäftigen sollte. Bisher haben wir immer von idealen Umständen gesprochen. Aber was uns in der wirklichen Welt begegnet, ist meist alles andere als ideal.

Manchmal entsteht heftiges Begehren zwischen zwei Menschen, deren äußere Umstände es mehr als unangebracht erscheinen lassen, wenn sie die Grenze überschritten und dieser Anziehungskraft nachgäben. Vielleicht ist einer (oder gar beide) bereits verheiratet; vielleicht sind beide Lehrer und Schülerin oder Chefin und Angestellter. Wie gehen wir am besten mit solchen Situationen um? Viele Menschen reiben sich auf zwischen der Sehnsucht des Herzens und den Überlegungen des Verstandes.

Um dieses Problem zu lösen, müssen wir zu den Grundlagen zurückfinden, zu Yin und Yang. Oberflächliche Erscheinungen (Yang) können sehr verwirrend sein. Daher müssen wir zu der Quelle zurückkehren, zum inneren Selbst (Yin). Statt sich in inneren Auseinandersetzungen und Gedankenspielen zu verlieren, sollten die Betroffenen den Blick auf ihr Innerstes richten und die Quelle dieser Anziehungskraft zu erforschen suchen. Langweilen Sie sich in Ihrer aktuellen Beziehung? Brauchen Sie eine Fantasieliebe, um sich von Verzweiflung und Unglück abzulenken? Handelt es sich um wahre Liebe oder nur um eine vorübergehende Faszination? Oder geht es um die Eroberung, um Ihr Ego, Ihren Stolz? Geht die Faszination vielleicht von einer ganz bestimmten Eigenschaft aus, die wir auf den potenziellen Partner übertragen? Gründliche Selbsterforschung klärt die Situation. In manchen Fällen löst sie auch das Problem. Aber längst nicht in allen. Manchmal bleibt einfach ein starkes Begehren bestehen. Dann müssen wir auf andere Aspekte von Yin und Yang zurückgreifen.

Die Gegenwart ist Yang, die Zukunft Yin. Die Gegenwart mag von starker Anziehungskraft erfüllt sein. Stellen Sie sich nun vor, wie das Leben in der Zukunft aussehen wird, in fünf oder zehn Jahren etwa. Wird der potenzielle Partner dann noch genauso attraktiv auf Sie wirken? Vielleicht war ja Ihre aktuelle Beziehung fünf Jahre zuvor der neuen noch ziemlich ähnlich. Wenn wir Menschen im Beruf oder bei Festlichkeiten kennen lernen, sehen wir nur einen kleinen, positiven Ausschnitt der Persönlichkeit und nicht das Ganze, zu dem auch das Auftreten im privaten Umfeld gehört. Es kann gut sein, dass die Zeit und die zunehmende Vertrautheit diesen Menschen am Ende genauso unbefriedigend erscheinen lassen wie den gegenwärtigen Partner.

Diese Art von Yin-Yang-Analyse hilft häufig, derartige Probleme in den Griff zu bekommen. Sie stellt sie in einen größeren Zusammenhang und zeigt den Ursprung solcher Gefühle auf, zumindest solange wir ausgewogen an die Sache herangehen und uns nicht verführen lassen, unser inneres Gleichgewicht aufzugeben. Andererseits finden Sie dabei vielleicht auch heraus, dass Sie eine starke Verbindung zu dem neuen Schwarm haben, während Ihre bestehende Beziehung eher auf Sand gebaut ist.

Viele Faktoren beeinflussen letztlich die Entscheidung: Kultur, Religion, Gesetz und dergleichen mehr. All dies ist wichtig, doch am Ende sollten wir nicht vergessen, auf unsere wahren Gefühle zu hören. Wenn Sie zu dem Schluss gelangen, dass Sie eine Veränderung vornehmen sollten, dann zögern Sie nicht, dies zu tun. Es kommt gar nicht so selten vor, dass Menschen schon ein bis zwei Jahre nach der Hochzeit merken, was für ein Fehler diese Heirat war, dann aber zehn bis zwanzig Jahre brauchen, um sich aus der Ehe zu lösen. Diese Art mangelnder Entschlusskraft hilft niemandem.

Das Leben ist Magie, und die Natur ist ein Zauberer, der uns mitunter seltsame Tricks vorführt, doch in welcher Situation Sie sich auch befinden mögen: Vergessen Sie nicht, dass es im Leben darum geht, innerhalb bestimmter Umstände Entscheidungen zu treffen. Was aus uns wird, bestimmen nicht die Umstände, sondern unsere Art, mit diesen umzugehen. Daher müssen wir bei der Entscheidung stets berücksichtigen, wohin unser Weg uns führen soll.

5

Liebe und Kommunikation

Wann kann man bei einer Liebesgeschichte von einem Happyend sprechen? Wenn im Westen Bücher über die Liebe geschrieben werden, richtet sich die ganze Aufmerksamkeit des Autors meist auf die ersten Phasen der Beziehung: das Kennenlernen, den Flirt und das Sichfinden des Paares. In Wirklichkeit aber geht an diesem Punkt die Reise erst los. Im Osten gibt es einen traditionellen Segenswunsch, der lautet: »Mögt ihr hundert Jahre harmonisch zusammenleben!« Sich zu verlieben und zu heiraten ist ja nur der Beginn, der winzige Sämling, aus dem die starke Pflanze der Beziehung erwächst.

Liebe ist der Weg

Liebe ist kein Preis, keine Gabe, keine Frucht, die unvermittelt vor unsere Füße rollt. Sie ist ein Wachstumsprozess, der das ganze Leben dauert, ähnlich einem Baum auf Ihrem Grundstück, der sehr alt werden kann. Liebesbeziehungen sind – wie alles andere in der Natur –

dynamisch, ständig in Bewegung, immer im Wandel. Wenn Sie aufhören, sich um Ihren Baum zu kümmern, wird er möglicherweise nicht richtig wachsen und bald an Lebenskraft einbüßen.

Den Baum der Liebe zu pflegen ist Erfüllung und Herausforderung zugleich. Keine zwei Bäume sind identisch, keine zwei Beziehungen sind identisch. Was sie allerdings im Wachstum fördert, ist überall gleich: Hingabe, Geduld, Sensibilität und Bewusstheit. Natürlich hat jeder Baum eigene Anforderungen, was Erdreich, Wasser, Licht und Temperatur angeht. Einige pflanzt man wegen der Blüten, andere wegen der Früchte, wieder andere wegen ihres schönen Wuchses.

Auch auf die verschiedenen Stadien des Wachstumsprozesses müssen wir eingehen. Es ist ein Unterschied, ob Sie sich um einen Sämling oder um einen ausgewachsenen Baum zu kümmern haben. Sie müssen auf den Lebenszyklus des Baumes achten: Der Wachstumsprozess lässt sich weder beschleunigen noch verzögern. Wenn der Baum normalerweise im späten Frühjahr Blüten trägt, ist es nicht ratsam, ihn schon in den ersten Frühlingstagen zur Blüte bringen zu wollen. Falls Sie die Zweige zur falschen Zeit beschneiden, verhindern Sie Blüte oder Laubbildung vielleicht ganz, sodass er seine Anziehungskraft verliert.

Das eben Gesagte gilt genauso für die Pflege, Förderung und Bewahrung von Partnerschaften. Im Allgemeinen ist der Anfang einer Beziehung von heftigem Begehren begleitet. Wenn die Bindung dann allmählich stabiler wird, ändern sich die Rahmenbedingungen, sodass die Beziehung manchmal Langeweile hervorruft. Aus diesem Grund bezeichnen viele Menschen die Ehe sogar

als »Gefängnis«. In Wirklichkeit jedoch ist sie der Beginn einer langen Reise.
Eine Reise ist wie ein Fluss. Dieser hat seinen Ursprung in einigen Quellen, die sich zu einem kleinen Bach zusammentun, welcher immer stärker wird und über Stock und Stein durchs Gebirge schießt, wobei sich kleine Wasserfälle bilden. Schließlich fließt der Strom weiter ins flache Land und von dort ins Meer. Die Zeit der Hochzeit ähnelt dem Bergbach mit seinen Stromschnellen und Wasserfällen. Sobald er diese hinter sich gebracht hat, nimmt er eine andere Gestalt an, wird breiter und ruhiger. Er fließt immer noch durch unwegsames Terrain, windet sich durch die Vorgebirge, fließt schneller oder langsamer, je nachdem, wie breit sein Bett ist. Manchmal scheint er dabei zu blöken wie eine Herde Schafe, die abends in den Stall zurückkehrt, dann wieder erhebt er die Stimme, als würde eine Herde Wildpferde über offenes Feld galoppieren. Wenn der Fluss endlich die Ebene erreicht, wird er friedlich und still.
Die Schönheit dieser langen Reise setzt sich auch nach den turbulenten Tagen der Wasserfälle fort und sorgt dann für mehr innere Freude und Erfüllung. Viele Menschen aber bleiben im »Wasserfallstadium« stecken. Sie wünschen sich die Intensität der Leidenschaft, als gäbe es sonst nichts. Doch wenn ein Wasserfall existiert, muss es auch einen Fluss geben, der das Wasser weiterträgt. Wenn Yang vorhanden ist, muss es auch Yin geben – und den Übergang vom dynamischen Yang-Stadium zur friedlichen Yin-Phase. Ist der Bergbach noch jung und tost er durch das Gebirge, dann ist dies natürlich aufregend. Doch wenn er die Ebene erreicht, wird er von selbst ruhig.

Es gehört zur menschlichen Natur (oder es ist schlicht Gewohnheit), das Augenmerk immer nur auf einen Teil des Ganzen zu richten, auf einen bestimmten Moment, ein einziges Stadium der Reise – und dadurch das Ganze aus den Augen zu verlieren. Doch die dynamische und die friedliche Phase haben ihre je eigene Schönheit. Viele Menschen betrachten die sprudelnde Erregung der ersten Wochen und die relative Ruhe nach der Heirat fälschlicherweise als »zwei verschiedene Beziehungen«. Dadurch entsteht bei ihnen das Gefühl, die eine Beziehung sei mit der Hochzeit zu Ende und werde durch eine andere ersetzt – die nicht so interessant sei und weniger Aufmerksamkeit und Pflege brauche. Dadurch spalten wir die Kontinuität dieser Bindung in einzelne Abschnitte auf. Doch der Fluss ist ein Ganzes, keine Sammlung von »Abschnitten«, die sich entlang des auf der Landkarte verzeichneten Laufes verteilen. Wenn wir unseren Blickwinkel erweitern, können wir die gesamte Reise genießen. Die richtige Perspektive (die Liebesgeschichte als Teil einer langen Reise zu sehen) und die richtige Einstellung (in jedem Stadium voller Neugier mit dem Partner zusammen auf Entdeckungsreise zu gehen, langsamer vielleicht, dafür aber umso intensiver) bilden ein solides Fundament für eine dauerhafte und glückliche Beziehung.
Denn jede Liebesbeziehung zwischen zwei Seelen ist und bleibt eine Herausforderung und deshalb dynamisch. Wie Yin und Yang sich miteinander vermischen, hängt letztlich von der Qualität der Kommunikation ab, die zwischen den Beteiligten herrscht. Dass man sich verständigen kann, ist in jedem Stadium der Beziehung wichtig. Oft genug lernen sich zwar die richtigen Men-

schen zur richtigen Zeit kennen, finden aber aufgrund von Kommunikationsfehlern letztlich nicht zusammen. Doch es kommt auch vor, dass man Signale fehlinterpretiert und eine Menge Energie investiert, die am Ende nichts einbringt.
Die richtige Perspektive und die richtige Einstellung sind wichtig, aber eine gute Kommunikation ist unabdingbar: Ein Paar, das wunderbar zusammenpasst, kann scheitern, wenn es sich nicht richtig verständigt. Ebenso können zwei Menschen, die überhaupt nicht füreinander geschaffen sind, erfolglos darum kämpfen, ihre Beziehung aufrechtzuerhalten, wenn sie nicht in der Lage sind, sich über ihre unterschiedlichen Anschauungen zu unterhalten.

Das Geheimnis der Kommunikation

Unter Kommunikation verstehen wir vor allem den Austausch von Ideen, Gedanken oder Meinungen zwischen Menschen. Diese Art von Kommunikation findet auf »materiellem« Wege statt: durch das geschriebene bzw. gesprochene Wort oder durch Mienenspiel und Gestik. In Wirklichkeit aber ist der menschliche Körper – wie das gesamte Universum und alles, was sich darin befindet – ein offenes System. Er nimmt ständig Energie und Informationen aus der Umwelt auf, verarbeitet sie und gibt sie wieder weiter. Wir kommunizieren immerfort mit allem, was uns umgibt, stehen also mit allem, was existiert, in Verbindung.

Kommunikation ist somit nicht nur ein bewusster Informationsaustausch. Sie geschieht auch auf breiter Ebene, ob wir uns dies nun vergegenwärtigen oder nicht.

Vielen Menschen sind die Grundregeln der Kommunikation unbekannt. Daher wissen sie nicht, dass man mit Kommunikationsmustern ebenso arbeiten kann wie mit anderen natürlichen Vorgängen, zum Beispiel mit den Strömungseigenschaften von Wasser oder Luft.

Bei jedem Kommunikationsvorgang fließt die Information gleichzeitig in alle Richtungen. Dabei gibt es immer (unbewusste) Yin- und (bewusste) Yang-Komponenten. Die Yang-Aspekte der Kommunikation manifestieren sich deutlich wahrnehmbar durch Stimme und Gestik – also auf bewusster Ebene. Die Yin-Aspekte hingegen haben mit den unsichtbaren bzw. unbewussten Ebenen der Kommunikation zu tun. Ein großer Teil der Kommunikation gehört in die erste Kategorie: Sie ist wie gesagt verbal und wird durch Miene und Gesten unterstrichen. Doch sogar in der bewussten Kommunikation gibt es unbewusste Anteile. Wir senden dabei auch nicht bewusste Signale aus. Manchmal ist unser Kommunikationspartner fähig, diese aufzufangen, manchmal aber auch nicht.

Wenn zwei Menschen sich unterhalten, gibt es zwischen ihnen also vier Kommunikations»kanäle« (siehe Abb. 5.1). Der erste Kanal ist die Kommunikation, bei der ein bewusst ausgesandtes Signal vom Partner bewusst aufgenommen wird.

Über den zweiten Kanal werden Signale vermittelt, die bewusst ausgesandt werden, beim anderen jedoch nicht im bewussten Persönlichkeitsanteil ankommen. Dies ist

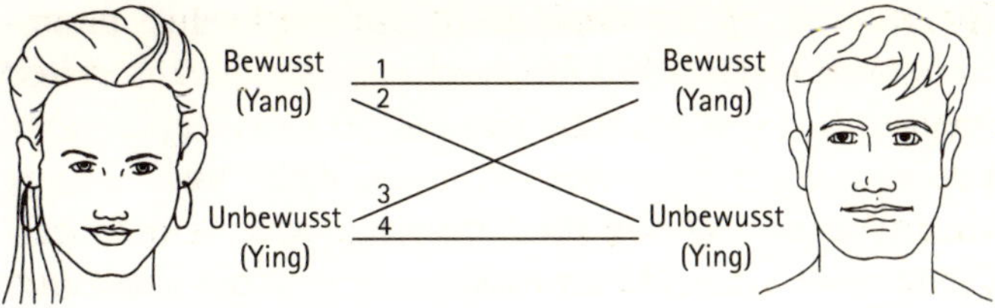

Abb. 5.1: *Die vier Kommunikationskanäle*

zum Beispiel der Fall, wenn der »Empfänger« das Gefühl hat, es gehe etwas vor sich, dieses Gefühl aber nicht an etwas konkret Geäußertem festmachen kann.
Zum dritten Kanal gehören unbewusste Signale, die vom Adressaten bewusst entschlüsselt werden. Dieser merkt, dass der andere unbeabsichtigt etwas preisgegeben hat, ohne sich dessen bewusst zu sein. Dies ist der Yin-zu-Yang-Kanal.
Im vierten Kommunikationssignal finden wir nun all jene Signale, die unbewusst abgegeben und auch so empfangen werden (Yin-zu-Yin-Kanal). Keinem der Kommunikationspartner ist deutlich, was auf dieser Ebene geschieht, trotzdem zeitigt auch jener Kanal natürlich seine Wirkung. So können unbewusste Gedankenmuster durchaus ausgestrahlt und vom anderen aufgefangen werden, ohne je ins Bewusstsein zu gelangen. Diese Art der Information beeinflusst die Partner, selbst wenn sie nicht sofort darauf ansprechen. Meist wissen sie gar nicht, weshalb sie nun auf eine bestimmte Art und Weise reagieren.
Viele Menschen sagen nicht, was sie auf dem Herzen haben. Sie nehmen an, weil sie ihre Gedanken nicht

mit Worten (oder anderen wahrnehmbaren Instrumenten) ausdrücken, weiß niemand, was sie denken. Diese Annahme ist jedoch meist falsch.
Die Menschen in unserem Umfeld empfangen unsere unbewussten Signale. Aus diesem Grund können beispielsweise Vertreter, die von ihrem Produkt überzeugt sind, in der Mehrzahl der Fälle ihr Vertrauen auf den Käufer übertragen. Sie erzielen meist ohne Mühe hohe Verkaufszahlen. Strahlt der Vertreter hingegen kein Vertrauen in seine Produkte aus, kann er sie noch so geschickt präsentieren, er wird nur auf zögerliche Käufer stoßen, weil diese seine nonverbalen Signale im Yin-zu-Yang-Kanal auffangen.

Bei jedem Kommunikationsakt sind alle vier Kanäle gleichzeitig offen, auch wenn sie nicht immer im selben Ausmaß beansprucht werden. Aus diesem Grund ist der Versuch, Menschen zu manipulieren oder zu betrügen, so oft zum Scheitern verurteilt. Was jemand mit solchen Absichten sagt, mag sich in seinen Ohren vielleicht ganz plausibel anhören, doch unser Umfeld empfängt auch die gegenteiligen Informationen, die wir unbewusst aussenden.
Bedauerlicherweise hat sich in vielen Kreisen die Gewohnheit eingeschlichen, Kommunikation nach Möglichkeit zu manipulieren und dafür eine Menge Zeit und Energie zu vergeuden. Doch je mehr man versucht, einen ganz bestimmten Eindruck zu hinterlassen, umso deutlicher merken die anderen das Bemühen, und desto weniger wirkt es in der beabsichtigten Weise.
Aus diesem Grund sind Offenheit und Wahrheitsliebe die besten Methoden zur Kommunikation mit anderen

Menschen. Im offenen System des Universums kann halt nichts verborgen bleiben.
Bei einem ehrlichen Kontakt werden alle vier Kommunikations»kanäle« zusammengefasst: Nichts bleibt verborgen. Bewusste und unbewusste Inhalte decken sich. Wenn wir uns die Anstrengung ersparten, einander in verschiedenen »Kommunikationsspielchen« auszutricksen, wäre das Leben sehr viel einfacher.

Die wichtigste Form der Kommunikation

Wahrheit ist einer der Grundpfeiler der Kommunikation. Doch die meisten Menschen wissen gar nicht, was sie wirklich wollen, denken oder fühlen. Wenn Sie sich darüber nicht im Klaren sind, dann wird es Ihnen schwer fallen, sich anderen offen mitzuteilen.
Daher ist die erste und wichtigste Form der Kommunikation jene *mit und in uns selbst.* »Selbstkommunikation« bedeutet, dass wir lernen, uns voll und ganz zu verstehen. Nur wenn wir die eigene Person kennen, können wir einen unverfälschten Austausch mit anderen Menschen beginnen. Schließlich kommt es nicht selten vor, dass wir stundenlang mit jemandem sprechen, nur um den anderen am Ende etwas entgegnen zu hören wie: »Ich weiß wirklich nicht, was du willst.« Dies geschieht meist dann, wenn der Sprecher ebenfalls nicht weiß, was er will.
Eine klare »Selbstkommunikation« ist die Grundlage für

jeden Austausch mit anderen Menschen. Sie entsteht durch zunehmende Selbstbewusstheit. Nur wenn wir uns gut kennen, können wir mit den Problemen umgehen, die unweigerlich entstehen, sobald wir uns auf eine zielgerichtete Kommunikation mit anderen Menschen einlassen. Wenn wir andere verstehen wollen, müssen wir zuerst uns selbst begreifen.

Das Yin und Yang der Kommunikation

Kommunikation bedeutet, dass wir Signale senden und empfangen. Damit ist auch schon der Yang- bzw. Yin-Pol der Kommunikation definiert. Funktioniert der Empfang nicht, kann das ausgesandte Signal noch so stark sein, die Botschaft wird nicht ankommen. Dasselbe gilt auch umgekehrt. Bei einem »defekten Sender« kommt es nicht zur Übertragung, auch wenn der Empfänger eine enorme Bandbreite hat.

Die meisten Menschen glauben, ihr Gegenüber würde sofort verstehen, was sie meinen, sobald sie nur den Mund aufmachen. Daher hört man immer wieder Sätze à la »Wie oft soll ich dir noch sagen, dass ...?« oder »Ich hab dir doch schon hundertmal gesagt, dass ...«.

Mann und Frau als Manifestation von Yang und Yin haben unterschiedliche Energien. Daher unterscheidet sich auch ihre Form der Kommunikation. Frauen sprechen ihre Vorstellungen meist nicht so klar aus wie Männer. Umgekehrt hören Männer oft nicht so gut zu, weil ihnen die Empfängerrolle nicht liegt.

Diese grundsätzliche Bedeutung der Yin- und Yang-Pole im Kopf zu behalten ist von entscheidender Bedeutung, wenn wir es mit Kommunikationsproblemen zu tun haben, ob Letztere nun in der Botschaft oder im Sender bzw. Empfänger wurzeln.

Wie man sagt, was man sagen will

Sich selbst gegenüber offen und ehrlich zu sein ist eine Sache. Wie man diese Information jedoch an den Mann bzw. an die Frau bringt, steht auf einem anderen Blatt. In jeder Beziehung gibt es Dinge, die uns gefallen, und andere, die uns nicht gerade in Begeisterung versetzen. Daher ist es wichtig, dass wir auch deutlich kundtun, was wir annehmbar finden und was uns Freude macht. Zu Problemen kommt es gewöhnlich, wenn uns etwas nicht gefällt oder beide Partner eine Angelegenheit unterschiedlich einschätzen.

Einige der weniger schönen Dinge scheinen auf den ersten Blick vielleicht nicht so wichtig. Trotzdem sollten wir sie zur Kenntnis nehmen und uns bewusst machen, dass sie wirklich unbedeutend sind. Sonst laufen wir Gefahr, die unbewusste Gereiztheit, die sie in uns hervorrufen, auf den Partner zu übertragen. Macht man sich jedoch klar, dass diese Kleinigkeiten nicht von Belang sind, strahlt man Klarheit und Akzeptanz aus statt unbewusster Missstimmung.

Natürlich gibt es auch Zeiten, in denen über ernsthafte Differenzen gesprochen werden muss. Viele Liebende zerbrechen sich den Kopf, wie sie dies möglichst schonend bewerkstelligen können. Die Schach- und Winkelzüge mögen durchaus geschickt und können für kurze Zeit sogar erfolgreich sein. Doch letztlich zahlt man dafür einen recht hohen Preis.

Wenn Sie etwas unmöglich finden, was ein anderer Mensch tut, dann können Sie zwar versuchen, dieses Gefühl für sich zu behalten – doch da es kein echtes »Für sich« gibt (weil der menschliche Organismus ja ein offenes System ist), wird dieser Versuch auf jeden Fall misslingen. Das ist allerdings kein Freibrief für schonungslose und direkte Kritik. In solchen Fällen führt ein Umweg nämlich meist schneller ans Ziel. Das Grundmuster der Natur ist kreisförmig-zyklisch, nicht linear. In einem sanft fließenden Fluss lässt sich ein Eimer mit Wasser leicht füllen. In einem wild reißenden Strom werden wir damit Schwierigkeiten haben. Wenn wir unsere Botschaft direkt und knallhart anbringen, kommt vielleicht nicht das an, was wir sagen möchten, weil der Empfänger sich von der Art der »Zustellung« abgestoßen fühlt und deshalb den Inhalt von vornherein ablehnt. Es kann auch sein, dass die Botschaft ankommt, aber an unserem Gegenüber abprallt, ohne eine Wirkung zu erzielen. Servieren wir unsere Kritik jedoch sanft und einfühlsam, wird sie aufgenommen, noch bevor Widerstände entstehen können. »Umweg« heißt nicht, dass wir die Botschaft entstellen müssen. Auch wenn sie sanft verpackt ist, sollte sie möglichst klar und unmissverständlich sein.

Der richtige Zeitpunkt zum Senden und Empfangen

In Beziehungen, gleich, ob sie erst wenige Wochen oder schon viele Jahre alt sind, müssen wir den Rhythmen der Natur folgen. Eine klare Botschaft und eine sanfte, eindeutige Übermittlung sind wichtige Punkte in der Partnerkommunikation. Doch auch die *Frage des besten Zeitpunkts* hat ihre Berechtigung.

Der Mensch ist ein rhythmisches Wesen. Menschliche Emotionen folgen ebenso bestimmten zeitlichen Mustern, die man kennen muss, um die beste Zeit zum Senden und Empfangen zu finden. Ist eine Seite nicht aufnahmebereit, dann wird der Kommunikationsversuch nichts weiter als eine Zeit- und Energieverschwendung sein.

Wenn wir Yang sind, muss der Partner Yin sein. Sobald der eine redet, sollte der andere zuhören. Senden wir als Yang-Element Frustration und Ärger aus, dann ist es besser, unser Gegenüber antwortet nicht auf dieselbe Art – und umgekehrt. Yang und Yang zusammen funktioniert nicht. Wenn der eine voranstürmt, sollte der andere nachgeben, nicht »sich aufgeben«. »Nachgeben« bedeutet, die gegen uns gerichtete Energie anzunehmen und umzuwandeln, wobei wir unser inneres Gleichgewicht halten.

Nehmen wir ein junges Paar. Beide arbeiten den ganzen Tag. Wenn der Mann einen langen, harten Tag hatte und in ein unordentliches Haus zurückkehrt, in dem ihn zu allem Überfluss noch nicht einmal ein

Abendessen erwartet, kann er in Versuchung geraten, sich mit seiner Frau zu streiten – das Ganze gilt natürlich auch in vertauschten Rollen. Wenn seine Frau nun dagegenhält und ihn ihrerseits mit ihrem Ärger konfrontiert, kommt es zum Krach. Schafft sie es aber, den Zorn des Ehemannes an sich abprallen zu lassen, vermeidet sie damit wahrscheinlich einen langen Abend voll gegenseitiger Schuldzuweisungen. Hat der Mann sich nach dem Abendessen beruhigt, kann sie ihn durchaus auf das Irrationale und Unfaire seiner Anschuldigungen aufmerksam machen. Dann ist er vermutlich viel eher in der Lage, ihren Argumenten Gehör zu schenken. Diese Gelegenheit kann die Ehefrau dann nutzen, um ihre Wünsche durchzusetzen.

Im Yin-Yang-Symbol verläuft die Grenzlinie zwischen dem weißen und dem schwarzen Bereich geschwungen und nicht gerade. Anders gesagt: Wenn das Yang nach vorn drängt, ist es das Zurückweichen, das dem Yin die Kraft für den Gegendruck gibt.

Eine gute Beziehung lässt sich vor allem daran messen, inwieweit Wünsche und Erwartungen der Partner gegenseitig erfüllt werden. Die Gefühlswelt aber ist so vielschichtig, dass die meisten Menschen davor zurückschrecken, sie in Worte zu fassen. Sie möchten die Macht und Magie ihrer Gefühle nicht aufs Spiel setzen. Aus diesem Grund sagen viele nicht laut und deutlich, was sie wollen. Es macht ja auch einen großen Unterschied, ob ein unausgesprochener Wunsch erfüllt wird oder einer, der klar geäußert wurde. Liebe braucht nicht viele Worte. Eine offene Kommunikation, die richtige Art, seine Botschaften an den Mann bzw. die Frau zu

bringen, und der richtige Zeitpunkt dafür sind in einer guten Beziehung wesentlich.
Wie wichtig Ehrlichkeit dabei ist, kann gar nicht oft genug unterstrichen werden. Wahren Worten wohnt eine große Kraft inne. Sie dringen bis in die Tiefen der Seele vor. Wenn wir erwachsen werden, lernen wir fast, uns auszudrücken wie Politiker. Wir nutzen bestimmte Techniken, um unsere Botschaften zu vermitteln. Doch Politiker brauchen – wie auch Schauspieler – eine Technik nur, weil sie oft etwas als wahr erscheinen lassen möchten, was nicht oder halt so wie dargestellt nicht wahr ist. Die Wahrheit hat ihre eigene Energie.

Der Zauber des Flüsterns

Meist glauben wir, unser Anliegen besser zu vertreten, wenn wir lautstark und energisch auftreten. In Wirklichkeit aber ist die sanfte Methode häufig wirksamer. Ein gelassenes Auftreten ist Yin. Dies erzeugt beim Empfänger unserer Botschaft (ebenfalls Yin) einen Gleichklang. Daher ist es in vielen Situationen besser, fast zu flüstern. Dem Flüstern wohnt ein ganz eigener Zauber inne. Lehrer, die eine Klasse voll lauter Rabauken unterrichten, können sich manchmal eher Gehör verschaffen, wenn sie leise sprechen, statt laut zu werden. Dann werden die Schüler mit einem Mal selbst leise, weil sie glauben, sonst etwas Wichtiges zu verpassen.
Es liegt in der menschlichen Natur, die Yin-Energie der Nichtmanifestation und der subtilen Einflüsse zu un-

terschätzen. Selbstausdruck, Selbstdarstellung und Forderungen haben mit der Yang-Kraft, der Energie des Männlichen, zu tun. Doch die Kraft des Yin ist mindestens genauso stark. Eine leise Stimme, eine sanfte Berührung, ein beschwingter Gedanke, ein vages Bild kann effektiver sein als das jeweilige Yang-Gegenstück. Wenn Sie einen Kieselstein mit festem Griff halten, spüren Sie nichts weiter als Ihre Muskelspannung. Halten Sie ihn sanft in der Handfläche, können Sie seine Beschaffenheit, ja, seine innerste Natur fühlen. Und dies gilt für all unsere Sinne, die Tore unserer Wahrnehmung. Ein starkes Auftreten ruft immer wieder eine heftige Gegenreaktion hervor, und unser Kommunikationspartner erfährt dabei nur die Starrheit des Widerstands, den unsere Botschaft in ihm hervorruft. Treten wir aber sanft auf, begegnet man uns mit Aufmerksamkeit, denn unser Gegenüber kann sich auf den Inhalt unserer Mitteilung einstellen.

Wenn unsere Botschaft zum richtigen Zeitpunkt und in der richtigen Weise übermittelt wird, haben wir bereits eine gesunde Basis für eine glückliche Beziehung. Doch ein Unsicherheitsfaktor bleibt – trotz aller guter Absichten: die Wahrnehmung.
Die unterschiedlichen Energiemuster bei Mann und Frau prägen auch die gegenseitige Wahrnehmung. Männer und Frauen sehen die Welt völlig anders. Daher klafft zwischen männlicher und weiblicher Wahrnehmung einer bestimmten Situation mitunter ein gewaltiger Abgrund, den es zu überbrücken gilt.
Frauen sehen in einer Beziehung häufig Schwierigkeiten, die ein Mann entweder gar nicht erkennt oder nicht

als Problem einschätzt. Dabei ist es gar nicht interessant, ob es nun um eine »echte« Schwierigkeit geht oder nicht. Sobald einer der Partner ein Problem sieht, der andere aber nicht, gibt es in der Beziehung eine Nuss zu knacken. Daher sollten Männer sich sensibel zeigen und dem weiblichen Geschlecht zuhören, wenn es um derartige Fragen geht. In solch einem Fall brauchen Sie die richtige Einstellung, die Bereitschaft, Ihrer Partnerin Aufmerksamkeit zu schenken, sowie Bewusstheit und Sensibilität – die grundlegende Fähigkeit, auf den anderen zu achten.

Auch ein Quäntchen Intuition ist gefordert. Manche Menschen sind von Natur aus intuitiver veranlagt als andere. Aber wie können wir diese Art der Achtsamkeit und Sensibilität entwickeln? Wie können wir unsere Intuition schärfen? Sensibilität entsteht, wenn Körper und Geist entspannt sind und wir unser Herz öffnen. Wollen wir jedoch unsere Intuition stärken, müssen wir noch einen Schritt weiter gehen.

Wie wir unsere Intuition entwickeln

Was genau ist Intuition eigentlich? Wie lässt sie sich definieren? Ist es das, was wir »im Gefühl« haben? Oder das, was wir aus irgendeinem Grund einfach wissen? Jedenfalls sind wir sicher, dass wir keinen Fehler machen können, wenn wir unserer Intuition folgen, denn die intuitive Kraft ist doch die natürliche Energie des Universums. Häufig allerdings glauben wir, unserer Intuition zu folgen – und holen uns doch blutige Nasen. Nicht selten heißt es: »Ich weiß einfach, dass sie (oder er) ein guter Mensch und für mich die (oder der) Richtige ist.« Ein paar Wochen später hört man dann: »Was für ein gigantischer Irrtum!«

Weshalb also können Entscheidungen, die »aus dem Bauch« heraus getroffen werden, so schief gehen? Wenn es sich bei unserer Erkenntnis tatsächlich um eine intuitive Einsicht handelte, wäre das nicht passiert. Wie aber erkennen wir echte Intuition? Intuition ist ein Gefühl – das *allererste* Gefühl, das sich einstellt, der erste, *keimzellenartige* Gedanke, aus dem sich alles entwickelt. Doch da im Bruchteil einer Sekunde meist dutzende von Gedanken durch unseren Kopf rauschen, ist es nicht immer leicht, den allerersten aufzuspüren.

Wenn jemand Ihnen eine wunderschöne Rose überreicht, nehmen Sie Ihren ersten Eindruck meist nicht einmal wahr. Sie erkennen sofort, dass Sie eine Rose in der Hand halten, dass sie rot ist und wunderbar duftet. Und schon beginnen Sie darüber nachzudenken, was das alles bedeuten könnte. Ihr allererster Gedanke aber hat sich längst davongemacht, ohne dass Sie sich seiner bewusst geworden sind.

Wie also schaffen wir es, den ersten Gedanken bewusst wahrzunehmen? Wie können wir unsere Intuition entwickeln? Manche Menschen denken, dass sie dem ersten Gedanken durch Meditation, Energiearbeit usw. auf die Spur kommen. Natürlich ist beides sehr hilfreich, doch steht dahinter unter Umständen auch die irrige Vorstellung, dass Jahre der Übung und Arbeit nötig sind, um intuitive Einsicht zu entwickeln.

Auch hier ist der natürliche Weg der einfachste. Wir

sollten nutzen, was wir bereits haben. Wollen Sie also Ihre Intuition steigern, dann urteilen Sie nach Ihrem Gefühl. Natürlich ist dies zu Anfang nicht das *allererste* Gefühl, von dem vorhin die Rede war. Sie werden sich also hin und wieder den Kopf anstoßen. Doch ihre Gefühle sind das einzige Instrument, auf das Sie jetzt schon Zugriff haben. Wichtig ist nur, dass Sie nicht beleidigt und frustriert sind, wenn es mit der Intuition mal nicht so klappt. Frustration führt nur dazu, dass wir unser inneres Wissen ausschalten und uns allein auf das verlassen, was andere uns sagen. Machen Sie sich einfach klar, dass Sie eben das allererste Gefühl verpasst haben. Achten Sie auch weiterhin auf Ihre Gefühle. Und wenn Sie das nächste Mal einen flüchtigen ersten Eindruck wahrnehmen, verlassen Sie sich ruhig darauf.

Wenn Sie also weiterhin Ihren Gefühlen vertrauen, werden Sie der anfänglichen Keimzelle Ihrer Gefühle und Gedanken immer näher kommen. Mit der Zeit werden Sie das richtige Gefühl immer öfter »erwischen« und lernen, Ihren Eindrücken zu vertrauen. Geben Sie nicht vorher auf. Denken Sie daran, dass Sie ein Teil der Natur sind. Sie sind das Universum. Sie sind die Energie des Kosmos.

Sensibilität, Bewusstheit und intuitive Einsicht bereichern jede Beziehung. Und es ist gar nicht schwierig, diese Qualitäten zu entwickeln. Wir brauchen sie eigentlich nur nicht länger zu übersehen. Viele Partnerschaften zwischen ansonsten gut zusammenpassenden Menschen sind gescheitert, weil die Beteiligten nicht genug auf diese Seite des Lebens geachtet hatten.

Es ist ein sehr erfüllendes Erlebnis, wenn der Partner unsere Bedürfnisse erkennt, ohne dass wir sie äußern müssen. Noch schöner ist es allerdings, selbst auf die Wünsche des anderen einzugehen, ohne dass dieser uns sagen muss, was er im Augenblick braucht. Auf diese Weise verwirklichen wir eine tiefe innere Verbindung, die weit über die Reiche des bewussten Denkens hinausgeht.

Somit haben wir also schon einige der wichtigsten Ingredienzen für eine wunderbare Liebesgeschichte beisammen:

- die richtige Sichtweise, welche die Gesamtheit der langen gemeinsamen Reise im Blick hat,
- die richtige innere Haltung, die das Suchen und Forschen auch nicht aufgibt, wenn zwei Herzen einander gefunden haben, und
- eine klare und offene Kommunikation.

6

Körper, Geist und Qi

»Es muss eine Menge Energie kosten, ein Kind großzuziehen«, sagte ein Mann zu einer jungen Mutter, die gerade ihr Baby auf den Arm nahm.

»Nein«, antwortete diese. »Es kostet gar keine Energie, nur Liebe.«

Vermutlich war es ihr erstes Kind. Denn beim zweiten oder dritten wäre ihr wohl bewusst gewesen, dass die Liebe irgendwo herkommen, »von einer Quelle energetisch gespeist« werden muss. Liebe ist eine der Manifestationen des Qi. Sie ruht auf zwei Säulen: Körper und Geist. Ohne die nötige Körperkraft, ohne die nötige physische Energie, ohne die erforderliche emotionale Ausgeglichenheit ist Liebe nicht mehr als ein Wölkchen am Sommerhimmel, das keinen Regen zu schenken vermag.

Dabei ist es nicht von Bedeutung, ob es um die Liebe zwischen einem jungen Paar in den Flitterwochen geht oder um zwei alte Menschen, die ihr halbes Leben miteinander verbracht haben: Ein gesunder Körper und ein gesunder Geist sind die unabdingbaren Voraussetzungen für eine dauerhafte, glückliche Beziehung. (Das soll nicht heißen, dass diese zwei Säulen schon genügen, um eine gute Bindung aufzubauen, doch ohne sie ist das gar nicht möglich.) Ein gesunder Körper und ein gesunder Geist bilden die Grundlage, auf der die Liebe erblühen kann.

Was dabei als »gesund« zu bezeichnen ist, hängt allerdings ganz vom Standpunkt des Betrachters ab: Was genau versteht man also unter einem »gesunden Körper«? Ärzte führen bei dieser Frage gern einen ganzen Katalog einzelner Merkmale an, die eine gute Gesundheit widerspiegeln: Puls, Blutdruck, Cholesterinspiegel usw. Ein Fitnesstrainer legt wieder andere Maßstäbe an, wenn er feststellen will, ob Sie gesund sind. Allen gemeinsam ist, dass sie das große Ganze meist nicht in Betracht ziehen, denn all diese Einzeldaten können kein vollständiges Bild unseres Gesundheitszustandes liefern.

Vereinfacht gesagt, ist ein gesunder Körper einer, der im Alltagsleben keine Probleme bereitet. Essen, Schlafen, Denken, Arbeiten und auch das Lieben sind ohne Einschränkungen möglich.

Natürlich spielt beim Gesundheitszustand ebenso der Energiepegel eine Rolle: Die Fülle des Qi dient als allgemeiner Indikator, aus dem eine ganze Reihe weiterer Befunde hervorgehen. Ist genügend Qi vorhanden, dann haben wir genug Lebensenergie und sind gesund. Unglücklicherweise lässt sich das Qi nicht so einfach messen. Wir müssen also nach dem Augenschein urteilen und seine äußeren und inneren Manifestationen prüfen.

Eine sehr gute Methode, die Gesundheit positiv zu beeinflussen und den Qi-Fluss zu steigern, ist Sport. Es gibt ein chinesisches Sprichwort, das besagt: »Fließendes Wasser wird nicht schal.« Dasselbe gilt für die Aktivitäten des menschlichen Körpers.

Bei dem Begriff »Sport« denken die meisten Menschen an Fuß-, Basket- oder Handball bzw. an Fitnessclubs mit ihren ausgeklügelten Maschinen. Es gibt zahlreiche Möglichkeiten, Sport zu treiben. Jede hat ihr Gutes. Jede eignet sich für einen ganz bestimmten Zweck und Lebensstil. Sport ist gut für die Muskeln und das kardiovaskuläre System. Er fördert den Stoffwechsel, reduziert die Belastungen für das Herz und sorgt für einen niedrigen Cholesterinspiegel. In den letzten Jahrzehnten haben viele gesundheitsbewusste Ärzte Joggen bzw. Laufen empfohlen. Für Tiere mit vier Beinen wie den Hund oder das Pferd ist das auch ganz in Ordnung. Für Menschen ist Gehen einfach natürlicher.

Heute gibt es eine ungeheure Menge unterschiedlichster Fitnessprogramme und -geräte. Solche Apparate ziehen in erster Linie Menschen an, die einen wohl geformten Körper haben wollen: schlank und leicht bzw. stark mit vielen Muskeln.

Doch all diese Programme haben ihre Grenzen. Mitunter sind sie der Gesundheit sogar abträglich. Sportler und Athleten leben – statistisch betrachtet – keineswegs länger als der Durchschnittsbürger. Und Jim Fixx, einer der US-amerikanischen Jogging-Gurus, hat in noch relativ jungen Jahren einen Herzinfarkt erlitten.

Wenn Menschen krank werden oder nicht mehr auf der Höhe sind, liegt das meist nicht daran, dass ihre Muskeln unterentwickelt sind und ihr Körper nicht in Form ist. Krankheit entsteht aus Funktionsstörungen des Systems der inneren Organe: Nierenversagen, Herzversagen usw. Im Westen geht man mit dem Thema »Gesundheit« ganz anders um als in Asien. Dabei sollten wir uns klar machen, dass die wirklich »moderne« Medizin höchstens ein Jahrhundert alt ist – wohingegen die Wurzeln der medizinischen Tradition Chinas und Indiens mehrere Jahrtausende zurückreichen. Die westliche Medizin hat Großes geleistet. Sie hat zum Beispiel Viren und Bakterien in ihre Schranken verwiesen und ausgefeilte Diagnosemethoden ersonnen. Was jedoch die Behandlung funktionaler Störungen angeht, steckt sie noch in den Kinderschuhen. Die traditionelle Medizin Asiens dagegen weiß schon lange um das sehr vielschichtige Energiesystem des menschlichen Körpers und hat komplexe Konzepte entwickelt, um es zu erklären. Daher geht es bei Körperübungen in Asien meist darum, die inneren Organe zu stärken und die Energien auszubalancieren. Die Muskulatur ist dabei nur von geringerer Bedeutung.

Der natürliche Weg ist immer der einfachste Weg – dieses Grundprinzip liefert auch hier brauchbare Ergebnisse. Die meisten Menschen suchen die Antwort auf ihre Probleme außerhalb ihrer selbst und teils an recht exotischen Orten. Unter diese Verhaltensweisen fällt auch das Vertrauen in Fitnessmaschinen, die uns sagen, wie viel Arbeit wir gerade geleistet haben, wie schnell wir gehen und wie viel wir heben können.

Doch ideale Körperübungen zur Gesunderhaltung sind so schlicht und natürlich wie möglich. Sie lassen sich ohne Mühe in jeden Tagesablauf einbauen und erfordern keine zusätzlichen Anstrengungen. Es sollten dazu keine besonderen Geräte nötig sein, und Sie brauchen sich nicht extra an einen bestimmten Ort zu begeben. Es gibt viele einfachere Möglichkeiten, etwas für seine Gesundheit zu tun. Fangen wir also mit dem an, was uns am nächsten ist.

Die Bauchatmung

Alles, was mit Gesundheit zu tun hat, ist mit dem Qi verbunden. Am besten aber lässt sich das Qi über den Atem beeinflussen. In zahlreichen Kulturen dient der Atem als Instrument, um dem Patienten Energie und Gesundheit zu schenken. Natürlich hat jede dieser Traditionen eine eigene Methode entwickelt.

Die Bauchatmung gehört zu jenen Methoden, die sich gut in den Alltag integrieren lassen und trotzdem schnell und direkt wirken. Bei der Bauchatmung wölbt sich beim Einatmen der Bauch nach außen, beim Ausatmen gleitet er wieder in die Ausgangslage zurück. Anfangs sollten Sie daher die Hände auf den Bauch legen, damit Sie ein Gespür dafür bekommen, wie die Bauchdecke sich bewegt, wenn Sie anfangen, bewusst ein- und auszuatmen. Führen Sie die Bauchatmung korrekt aus, dann merken Sie dies daran, dass Ihre Nieren nach außen gedrückt werden. Legen Sie die Handflächen über die Nieren (die beiden weichen Stellen zu beiden Seiten der Wirbelsäule, die sich unterhalb des untersten Rippenbogens und oberhalb des Beckens finden). Dies ist nur ein Zeichen dafür, dass Sie die Bauchatmung richtig ausführen. Ihre positive Wirkung hängt jedoch nicht davon ab, wie weit Sie die Nieren nach außen drücken können. Wenn Sie die Bauchatmung eine Weile üben, wird Ihr Atemzyklus länger: Sie atmen tiefer ein und länger aus. Ist Ihnen dies in Fleisch und Blut übergegangen, können Sie zwischen Ein- und Ausatmung kleine Pausen einlegen, um so den Atemzyklus noch weiter auszudehnen. Anfangs ist dazu

vielleicht noch ein wenig Aufmerksamkeit nötig, achten Sie jedoch darauf, dass Sie die Übung nicht zu sehr forcieren.
Die Bauchatmung ist gut für die Gesundheit, denn die horizontale Bewegung der Bauchdecke schafft Bewegung in den Organen, vor allem in Magen, Leber und Nieren. Man nennt dies auch »innere Massage« oder »Massage der inneren Organe«. Auf diese Weise vermehren wir unsere Energie und aktivieren das Qi.
Die Bauchatmung ist eine sehr einfache, aber effektive Übung. Sie kann jederzeit durchgeführt werden und so lange, wie es uns gefällt. So wird sie uns allmählich ganz vertraut. Mithilfe der Bauchatmung lässt sich auch Krankheiten vorbeugen. Wenn Sie einmal von Wind und Regen überrascht werden und das Gefühl haben, eine Erkältung sei im Anmarsch, dann entspannen Sie sich und machen Sie diese Übung: Nur zehn Minuten, und die Erkältung bleibt ganz aus oder verläuft in aller Regel zumindest wesentlich milder als sonst.

Abwaschen und Putzen

Seit unseren Kindertagen sind wir gewöhnt, Spülen und Saubermachen als »Arbeit« zu betrachten. Sport hingegen ist für uns »Spiel« und »Entspannung«. Letztlich aber geht es bei beidem um körperliche Bewegung. Weshalb sehen die Menschen im Fitnesscenter ihre Aktivitäten nicht als Arbeit an? Und warum können wir umgekehrt nicht einfach die Hausarbeit als Spiel betrachten?

Das Putzen ist eine ganz ausgezeichnete Körperübung. Statt zum Sport zu gehen und sich dort ein bis zwei Stunden lang »abzuschaffen«, können Sie doch auch zu Hause »schaffen«. Treiben Sie ruhig »Hausarbeitssport«.

Außerdem ist Hausarbeit eine machtvolle spirituelle Übung. Stellen Sie sich beim Abwasch vor, wie Sie Ihren Körper reinigen. Wenn Sie Staub saugen, glauben Sie fest daran, dass sich jetzt Ihr Geist klärt. Wie die Teller, so wird auch der Körper Schritt um Schritt sauber. Und wenn das Haus nur so blitzt, sind Geist und Emotionen ebenfalls rein.

Ob die Hausarbeit uns nun als Strafarbeit erscheint oder als machtvoller Reinigungsprozess, hängt einzig und allein von unserem Denken ab. Dies ist vor allem für Männer eine ausgezeichnete Übung, gilt doch die Küche seit jeher als weibliche Domäne. Je mehr Zeit ein Mann in der Küche verbringt, desto mehr vereint sich seine Energie mit jener der Frau, die sich dort ebenfalls aufhält. Auf diese Weise vermischen sich weibliche und männliche Energie optimal.

Eine tolle Übung! Saubermachen in Küche und Haus reinigt den Körper, beruhigt die Emotionen und schafft Ruhe im Geist – und Ihr Partner schätzt Sie dafür umso mehr. Natürlich profitiert davon auch Ihre Beziehung.

Gartenarbeit

Gartenarbeit ist körperlich noch anstrengender als Hausarbeit. Wir verbrauchen mehr Energie dabei – gleichzeitig sind wir aber in Kontakt mit der Erde und mit lebendigen Pflanzen. Dies schenkt uns automatisch neue Energie. Wenn Sie mit dem Erdreich und lebenden Pflanzen arbeiten, stellen Sie sich vor, alles habe eine eigene Persönlichkeit. Sie tanzen im Geiste mit den Pflanzen und mit der Erde.

Menschen, die lange Zeit im Büro verbringen, werden nicht nur körperlich müde, sondern stehen auch emotional unter Stress. Wer im Garten arbeitet, ist vielleicht auch müde, erlebt dies jedoch als positiv. Daher ist es so wichtig, eine Verbindung zur Erde und der darin gespeicherten Lebenskraft herzustellen. Auch dies bringt Ihren Körper auf natürliche Weise in Form.

Ein schöner Garten (oder Balkon), ein energiegeladener Körper, seelische Ausgeglichenheit – jede Übung, die dies zu erreichen hilft, ist genial. Menschen, die keinen eigenen Garten haben, können sich zum Beispiel Zimmerpflanzen zulegen, am besten solche, die man regelmäßig gießen, beschneiden und umtopfen muss. Das ist nämlich auch eine der Möglichkeiten, sich einer intensiven Verbindung zur Erde zu erfreuen.

Bauchatmung, Haus- und Gartenarbeit: Diese drei Dinge lassen sich wohl problemlos in jedermanns Leben einbauen. Dafür müssen keine besonderen Anstalten getroffen werden. Dass man sich »besonders bemühen muss«, ist in der Regel ohnehin eine Erfindung des Menschen, nicht der Natur.

Spazierengehen, Spiel und Tanz

Spazierengehen, Spiel und Tanz holen uns aus dem Alltagstrott heraus. Spazierengehen beispielsweise ist sehr viel besser als Joggen bzw. Laufen. Joggen kann sich leicht zu einer recht rigiden Trainingsform entwickeln, die uns – statt flexibler zu machen – unsere geistige Geschmeidigkeit raubt. Ein Übermaß an anstrengendem Körpertraining belastet außerdem das Herz und beschleunigt den Alterungsprozess. Wenn Sie Herz und Kreislauf trainieren wollen, können Sie schneller gehen. Wählen Sie eine Strecke mit verschiedenen Steigungen, oder gehen Sie einfach länger spazieren.
Spielen ist etwas Wunderbares, ob man nun mit einem Partner spielt, in der Mannschaft, mit Tieren oder ob man sich einfach mit dem eigenen Hund balgt. Bei jeder Art von Spiel werden alle Körperpartien auf die verschiedenste Weise be- und entlastet. Außerdem wohnt dem Spiel immer ein Überraschungselement inne, was unsere Flexibilität fördert. Spielen ist etwas ausgesprochen Natürliches: Kinder und Tiere spielen. Das Spiel ist die Sprache, mit deren Hilfe sie sich verständigen. Daher gibt es keinen Grund, warum nicht auch Erwachsene sich dem Spiel hingeben sollten. Das Spiel vereint nicht nur Menschen, sondern auch Energien.
Der Tanz, ob nun formaler oder freier Tanz, ist eine

Sonderform des Spiels. Es gibt viele verschiedene Formen des Tanzes, einige davon sind recht anstrengend. Bei allen jedoch geht es um die Verknüpfung von körperlicher Bewegung und Rhythmus, die sehr hilfreich ist, um körperliche und geistige Energie verschmelzen zu lassen.

Diese vier Formen körperlicher Bewegung reichen aus, damit wir uns gesund fühlen, unsere Fitness steigern und mehr Spaß an uns selbst und mit anderen haben. Natürlich gibt es auch Menschen, denen das nicht genügt. Diese können dann »richtig Sport treiben«.

Sport ist organisiertes Spiel. Neben den physischen und emotionalen Vorteilen, die er bringt, lehrt Sport uns auch Koordination und Teamfähigkeit. Wenn es aber nur um Gesundheit und körperliches Wohlbefinden geht, sind Disziplinen wie Yoga, Tai Chi und Qi Gong überlegen.

Es ist nichts dagegen einzuwenden, wenn man im Fitnessclub oder auf dem Sportplatz mal so richtig ins Schwitzen kommt. Wir sollten dabei allerdings die Gesetze der Natur nicht außer Acht lassen: von innerer zu äußerer, von direkter zu indirekter Wirkung. Bevor Sie Sport treiben, sollten Sie auf jeden Fall eine gewisse Zeit lang Bauchatmung üben. Und bevor Sie in den Fitnessclub gehen, sollten Sie den Abwasch erledigt und für Ihre Pflanzen in Haus und Garten gesorgt haben.

Ein sinnvolles Körpertraining schafft die Basis für gute Gesundheit. Da Körper und Geist aber nur zwei Seiten derselben Medaille sind, führt es auch zu einem ausgeglichenen Gemütszustand, der für eine glückliche Beziehung von entscheidender Bedeutung ist. Wenn unsere Gefühle außer Kontrolle geraten, nehmen sie eine disharmonische, störende Qualität an, was uns leicht in Schwierigkeiten bringen kann. Ein ausgeglichenes Gefühlsleben hingegen macht es uns leichter, unsere Emotionen bewusst wahrzunehmen.

Bewusste Beziehungen

»Er hat wirklich Humor«, »Er ist so nett und freundlich«, »Er ist immer zuverlässig und vertrauenswürdig«, »Er ist einfach witzig«, »Sie ist sehr einfühlsam«, »Sie strahlt Kraft aus und hat eine starke Persönlichkeit«, »Sie ist verständnisvoll und zärtlich«: Dies sind – neben Aussehen und Status – die Qualitäten, die Männer und Frauen immer wieder angeben, wenn man sie fragt, was sie an ihren Partnern schätzen bzw. weshalb sie mit ihnen zusammen sind. Häufig spricht man auch einfach davon, dass »die Chemie stimmt«.

Die Grundvoraussetzung für jede Beziehung aber ist ein ausgeglichener Gemüts- und Geisteszustand. Es ist wichtig, dass jeder Partner sich selbst zu schätzen weiß, Selbstvertrauen hat und auch allein sein kann.

Liebe ist nicht immer süß wie eine Schachtel exquisiter Pralinen. Auf der Skala zwischen Lachen und Weinen stehen jedem Menschen tausende von Gefühlsregungen zur Verfügung. Die Energie fließt in der Welt des Geistes und der Emotionen genauso wie in der materiellen Welt. Die Frage ist nur, wie wir mit diesen Energien in unserem Inneren umgehen.

Emotionen sind ein wichtiges Element der Psyche: Sie tauchen auf allen Ebenen auf. Bei einigen dieser Emotionen wie Hoffnung, Zufriedenheit, Freude fließt die Energie frei. Bei anderen wie Schuld, Sorge oder Wut wird der Energiefluss blockiert, bzw. die Energie scheint abzufließen und uns zu schwächen. Diese schlecht ausbalancierten Energien behindern und unterminieren die Beziehung, ja, können sie am Ende sogar zerstören.
Einige dieser heimtückischen Emotionen sind leicht zu erkennen, andere hingegen können sehr verwickelt sein. Als reine, unvermischte Formen negativer Gefühle werden traditionell betrachtet:

- Wut,
- Erregung,
- Sorge,
- Kummer und
- Angst.

Wenn sich in diese Gefühle noch Anhaftung, Missverständnisse und Fehlwahrnehmungen mischen, entstehen die vielschichtigeren Formen der negativen Emotionen wie Gier, Anmaßung, Eifersucht, Bosheit, Niedertracht usw.
All diese Emotionen rauben uns Energie oder blockieren den Energiefluss. Wenn wir lernen wollen, diese Gefühle zu »handhaben«, müssen wir zunächst einmal verstehen, dass hier etwas ist, mit dem wir erst umzugehen lernen müssen, bevor wir es loslassen können.
Auch dabei ist der erste Schritt die Herstellung von Bewusstheit. Der zweite besteht darin, die negativen Emo-

tionen zu akzeptieren und anzuerkennen. Im dritten lernen wir, ihnen unsere Aufmerksamkeit zu schenken und sie zu beobachten, sie zu analysieren und zu verstehen. Das hört sich allerdings leichter an, als es in Wirklichkeit ist. Beginnt man jedoch tatsächlich beim ersten Punkt, lässt sich das Ganze durchaus bewerkstelligen. Wir werden dann nämlich bald herausfinden, dass diese Gefühle nichts weiter sind als Illusionen: Sie haben keinen wirklichen Gehalt, sondern sind nur ein auf den ersten Blick unentwirrbares Knäuel verschiedenster Reaktionen. Je klarer wir solch einen »Emotionsknoten« wahrnehmen, desto leichter lassen sich die einzelnen »Emotionsfäden« entwirren. Dann lösen sie sich im Licht der Bewusstheit auf wie Nebel in der Sonne.

Jede gute Beziehung zu anderen Menschen beginnt bekanntermaßen bei uns selbst. Nur wenn wir uns innerer Ausgeglichenheit erfreuen, können wir ein gutes Verhältnis mit anderen pflegen. *Streben wir ein äußeres Gleichgewicht zwischen Yin und Yang an, müssen wir zuerst für unsere innere Balance sorgen.* Erst wenn wir uns selbst zu lieben fähig sind, können wir unsere Liebe auf einen Partner oder andere Menschen ausdehnen. Daher ist es so wichtig, dass man für sich zu Glück und innerer Ausgeglichenheit findet. Allerdings kommen wir nicht vollkommen »unbeleckt« zur Welt. Einem christlichen Dogma zufolge ist jeder Mensch schon bei seiner Geburt mit der so genannten Erbsünde beladen. Im Buddhismus spricht man von Karma, wenn man die Summe jener Neigungen meint, die ein Mensch beim Beginn seines Lebens mit sich bringt. Das fehlende Gleichgewicht wird uns quasi beim Eintritt in diese Welt mit auf den

Weg gegeben. Die Balance fällt uns nicht in den Schoß, wir müssen sie uns erarbeiten. Wir müssen uns mit den »Emotionsknoten« auseinander setzen und lernen, wie wir sinnvoll mit unseren Gefühlen umgehen und sie klar ausmachen können.

Wenn zwei Menschen streiten, kommt es nicht selten zu folgendem Dialog: »Du brauchst jetzt nicht wütend zu werden!«, schreit der eine. Darauf brüllt der Gesprächspartner zurück: »Ich bin ja gar nicht wütend.« Dies ist ein klassisches Beispiel dafür, wie wenig manche Menschen sich ihrer Gefühle bewusst sind. Selbst wenn man den Finger darauf legt, ist das Gefühl nicht so ohne weiteres klar zu erkennen. Erst wenn wir gelernt haben, uns unserer vielschichtigen emotionalen Zustände bewusst zu werden und sie zu akzeptieren, können wir unsere Aufmerksamkeit erfolgreich unseren gedanklichen Prozessen zuwenden. Auf diese Weise wird uns allmählich klar, dass unsere emotionalen Zustände uns überhaupt nichts bringen, uns aber im Gegenteil sehr viel kosten. Nach dieser fundamentalen Erkenntnis sind wir meist in der Lage, die komplexen Gefühle gehen zu lassen – eins nach dem anderen.
Die grundlegenden Gefühle entstehen in Reaktion auf unsere Sinneseindrücke aus der Außenwelt. Information fließt herein, Gefühle fließen hinaus. Sie sind nicht zu verbergen. Man kann nicht so tun, als seien sie nicht da. Viele Menschen werden krank, weil sie negative Energie aus der Außenwelt aufnehmen, ihrer Reaktion darauf aber nicht freien Lauf lassen können. Auf diese Weise legt man den Keim für Krebs oder andere schwer wiegende Krankheiten. Gefühle sollten fließen können.

Doch das allein genügt nicht. Wir müssen ihnen auch unsere Aufmerksamkeit widmen, damit wir ein bewusstes Verhältnis zu ihnen herstellen können. Ohne diese beiden Komponenten wiederholen wir nur ständig dasselbe Muster: Wir halten entweder fest oder lassen los. Doch Gefühle wie Zorn oder Angst entstehen ja nicht grundlos. Wenn wir sie im Licht der Bewusstheit betrachten können, sehen wir diese Gründe klar vor uns und können auf sie eingehen.
Der Buddhismus lehrt, dass alles Leiden aus der Anhaftung entsteht. Die Anhaftung wiederum hat ihre Wurzel in der Unwissenheit, die verhindert, dass wir die Dinge so sehen, wie sie sind. Höchstes Ziel ist es, diesen Knoten aus Unwissenheit und Anhaftung zu durchblicken und ihn aufzulösen. Selbst wenn wir nicht in der Lage sind, unser emotionales Ungleichgewicht durch den klaren Blick aufzulösen, wissen wir doch, wie wir mit dem Ungleichgewicht umgehen sollen, sobald wir es erkennen. Dafür gibt es einige leicht erlernbare Methoden. Die höhere Einsicht, aufgrund deren sich solche Probleme in sich selbst auflösen, ist im ersten Schritt noch gar nicht nötig.

Gefühle haben nicht nur mit der Psyche zu tun

Körper und Geist sind eng miteinander verbunden. Geistige Prozesse verbrauchen Energie und üben schon deshalb Einfluss auf unseren Körper aus. In einem großen Lehrwerk der klassischen chinesischen Medizin, das den Titel trägt *Der Klassiker des Gelben Kaisers zur Inneren Medizin* und vor etwa zweitausend Jahren geschrieben wurde, finden sich bereits zahlreiche Hinweise darauf, wie geistige Vorgänge den Körper beeinflussen können.

Emotionale Probleme haben ihre Wurzel also keineswegs nur in der Psyche, sondern ebenso gut im Körper. Anders ausgedrückt: Sie entstehen nicht nur im Kopf. Auch der Rest unseres Körpers ist daran beteiligt. Daher ist der wöchentliche Besuch beim Psychotherapeuten keineswegs der einzige Weg, mit emotionalen Problemen fertig zu werden, ja, noch nicht einmal unter allen Umständen der beste. Denn ein Problem, das im Körper wurzelt, kann der Psychotherapeut leicht übersehen. Wenn ein Mensch zum Beispiel leicht in Wut gerät, kann das an einer Schwäche dessen liegen, was die chinesische Medizin den »Leberfunktionskreis« nennt. Solch ein Problem behebt man am besten dadurch, dass man den Leberfunktionskreis stärkt. Menschen, die sich zu viele Sorgen machen, leiden vielleicht unter einer Störung des Verdauungstraktes. Dann hat es mehr Sinn, auf diesen einzuwirken, statt direkt psychologisch mit den Sorgen zu arbeiten.

Die westliche Medizin hat den Zusammenhang zwischen seelischem Zustand und körperlicher Gesundheit zwar mittlerweile auch erkannt, konzentriert sich jedoch immer noch zu sehr auf die allgemeine geistige und emotionale Einstellung, statt die engen Beziehungen zwischen Körperfunktionen und Emotionen zu erforschen. Die chinesische Medizin tut dies seit tausenden von Jahren. Daher kann sie genau angeben, wie unser Gemütszustand mit den spezifischen Funktionsstörungen des Körpers zusammenhängt. Die grundlegenden negativen Emotionen Wut, Erregung, Sorge, Kummer und Angst haben ganz bestimmte Entsprechungen. Dabei spielt die Theorie der Fünf Elemente eine bedeutsame Rolle. Da diese Emotionen den Fünf Elementen entsprechen, können sie ebenso kontrolliert werden wie alle anderen Dinge, die mit den Elementen verknüpft sind.

Wie Abb. 6.1 zeigt, wird jedes der Elemente mit einer Emotion, einem Organ und einem bestimmten Laut assoziiert.

Element	Emotion	Organ	Laut
Holz	Wut	Leber	Xu
Feuer	Erregung	Herz	Ke
Erde	Sorge	Milz	Hu
Metall	Kummer	Lunge	Si
Wasser	Angst	Niere	Cui

Abb. 6.1: *Die Fünf Elemente und ihre Entsprechungen*

Im Wandlungsprozess der Emotionen führt Wut zu Erregung, Erregung zu Sorge, Sorge zu Kummer, Kummer zu Angst, und diese wiederum lässt Wut entstehen. Wenn wir den Zyklus der Elemente betrachten, dann sind die Emotionen außen herum angeordnet, wie Abb. 6.2 dies zeigt. Die gestrichelten Linien zeigen an, wel-

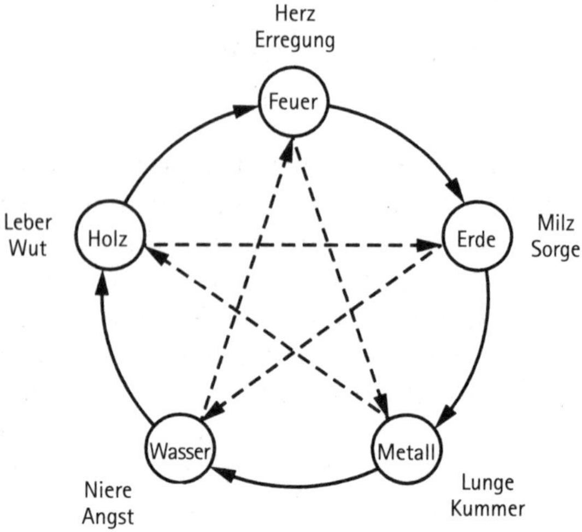

Abb. 6.2: *Der Wandlungszyklus der Elemente und Emotionen*

che Instanz in der Lage ist, ein bestimmtes Element bzw. Gefühl zu kontrollieren bzw. deutlich zu beschränken. So empfindet man nie zur selben Zeit Wut und Sorge. Auch Erregung und Kummer passen nicht zusammen. Was zur selben Gruppe gehört, weist einen starken wechselseitigen Einfluss auf. Daher sind unsere Emotionen mit den assoziierten Organen eng verbunden. Wut wirkt auf die Leber ein, die wiederum für den Qi-Fluss verantwortlich ist. Daher führen umgekehrt Leberstörungen auch zu Reizbarkeit. Sorge hat mit der Verdauung zu tun, Kummer mit der Atmung und Angst mit der Nierenfunktion. Alles, was sich auf die Organe auswirkt, wirkt sich auch auf unsere Emotionen aus – und umgekehrt.

Die Fünf Heilenden Laute

Die Therapie der Fünf Heilenden Laute ist eine einfache Methode, unsere emotionale und körperliche Gesundheit zu verbessern. In China wird sie seit Jahrhunderten benutzt. Wenn man die verschiedenen Laute ausspricht, stellt man eine Schwingung her, die sich ausgleichend auf die entsprechenden Organe und Emotionen auswirkt. (Die Laute in Abb. 6.1 wurden in der heute gebräuchlichen Pinyin-Umschrift wiedergegeben. Da sich daraus die Aussprache nicht zweifelsfrei ableiten lässt, finden Sie im Folgenden genauere Hinweise.)

Der Laut »Xu« dient dazu, das Qi der Leber auszubalancieren und Wut abzubauen. Der Vokal ist als »ü« auszusprechen, der Konsonant als gezischtes »sch« wie in »Schule«, also »schü«.

Um Erregung und übermäßige Leidenschaft zu dämpfen sowie das Herz zu stärken, wird »Ke« eingesetzt, was sich allerdings »ka« mit sehr kurzem »a« ausspricht wie in »Katze«.

Wenn Sie Sorgen abbauen und Ihr Verdauungssystem stärken wollen, sollten Sie mit »Hu« arbeiten. Hier wird das »u« ein wenig in die Länge gezogen, etwa wie in »Mus«, also »huu«.

Möchten Sie Ihren Kummer lindern und Ihre Lungenfunktion stärken, ist »Si« der Laut der Wahl, wobei das »i« allerdings wie ein offenes »ö« gesprochen wird wie im englischen »Sir« oder französischen »le«, also »sö«.

Um Angst zu lindern und die Nierenfunktion zu stärken, sollten sie den Laut »Cui« einsetzen. Gesprochen wird dies »tswey« wie »hey!« nur mit »ts« und »w« vorneweg.

Diese Laute werden in der chinesischen Medizin schon seit tausenden von Jahren eingesetzt und haben sich als sehr wirksam erwiesen. (In der taoistischen Tradition gibt es noch einen weiteren wichtigen Laut, nämlich »Xi«. Dies spricht sich »schö« mit offenem »ö« wie oben erklärt und gezischtem »sch« wie in »Schule«.)

Wenn Sie eine bestimmte Emotion beruhigen wollen, sprechen Sie den ihr entsprechenden Laut einfach 36-mal hintereinander laut aus. Wollen Sie allgemein Ihre Energie ausbalancieren, intonieren Sie der Reihe nach alle Laute, jeden sechsmal.

Das sieht auf den ersten Blick recht simpel aus, funktioniert aber tatsächlich – und das wie gesagt schon seit Jahrtausenden. Viele Menschen machen diese kleine Übung beim Duschen. Da Wasser eine heilige Substanz und ein gutes Medium ist, sollten Sie sich seiner ausgleichenden Wirkung hingeben. Das ist weiter nicht anstrengend und führt zu ausgezeichneten Ergebnissen, die sich schon nach wenigen Wochen der Übung einstellen. Sinnvolle Prozesse der Natur sind immer einfach und ohne großes Brimborium umzusetzen.

Paare können die Intonierungsübung dazu nutzen, ihre Beziehung auszubalancieren und eine starke innere Bindung aufzubauen. Gehen Sie gemeinsam die gesamte Abfolge durch und achten Sie darauf, was für ein Gefühl sich danach einstellt. Sie werden sich wundern!

Gefühle in Beziehungen

In jeder Liebesbeziehung müssen wir nicht nur mit den Emotionen des Partners umgehen, sondern auch mit unseren eigenen, damit wir eine tief gehende Bindung aufbauen können.

Das ist weiter nicht kompliziert. Wenn unser Partner wütend wird, ist es wichtig, dass wir ihm nicht mit Wut antworten, also Zorn nicht mit Zorn vergelten. Dafür gibt es mehrere Gründe: Ist der Ärger unbegründet, wird er nicht lange andauern. Er wird verpuffen, sobald die entsprechende Energie erschöpft ist. Ist er jedoch begründet, sollten wir die Emotion »bestätigen«. Etwa so: »Ich weiß, dass du Grund hast, wütend zu sein.« Natürlich müssen wir auch hinter unseren Worten stehen und sollten sie nicht nur aus diplomatischen Gründen herunterleiern. Man kann seine wahren Gefühle nicht hinter unwahren Worten verbergen.

Indem wir den Ärger unseres Partners als berechtigt anerkennen, beschleunigen wir den Prozess. Wir sorgen dafür, dass die Emotion ihre einzelnen Phasen schneller durchläuft. Beantworten wir jedoch Zorn mit Zorn, dann geben wir dem Gefühl nur neue Nahrung, was dazu führt, dass es länger andauert. Wir verhelfen ihm quasi dazu, dass es Wurzeln schlagen kann. Lassen wir das Gefühl seinen Lauf nehmen, dann verpufft es bald. Geben wir ihm also lieber Raum und Zeit, damit es sich darin verflüchtigen kann. Halten wir nicht daran fest. Behindern wir das Gefühl nicht. Lenken wir es, ohne es an einen bestimmten Punkt zu nötigen. Dies ist mit

Sicherheit der beste Weg, das Problem zu lösen und in ruhigere Gewässer zurückzukehren.

Dabei sollten wir immer daran denken, dass die Seele letzten Endes rein ist. Oder wie ein Zen-Koan besagt: »Der Körper ist der Weisheitsbaum. Der Geist ist der Spiegel.« Die ursprüngliche Natur ist immer rein und klar. Negative Energien gehen durch uns hindurch. Sie sind kein Teil von uns.

Wir sind, was wir denken. Die »Zehntausend Dharmas« (ein bildlicher Ausdruck für die Vielfalt der Erscheinungen) entstehen aus dem Denken. Die »Zehntausend Sorgen« ebenso.

Gedankliche Prozesse schaffen und verlängern unser Leid. Nehmen wir zum Beispiel das Phänomen des Stresses, der eine Nebenwirkung unseres gehetzten Lebensstils ist. Wenn wir Stress nun auch noch öffentlich zum wichtigen Thema erklären, führen wir ihm damit nur neue Energie zu. Wir erkennen seine Existenz an. Kurse zur Stressbewältigung machen den Stress stark und mächtig, denn auf einmal erscheint er uns völlig normal. So wird ein kleines Problem groß, nur weil wir ihm eine »Behandlung« angedeihen lassen. Denn nun müssen wir uns mit dem Stress »auseinander setzen«, wenn wir ihn loswerden wollen. Das führt aber bloß zu mehr Stress. Hier beißt die Katze sich selbst in den Schwanz.

Wie bei anderen emotionalen Verstrickungen ist es auch hier besser, wenn man die Emotion nicht direkt angeht. Stattdessen sollten wir uns ihrer bewusst werden und versuchen, sie möglichst klar vor uns zu sehen. Wenn wir ihre Bestandteile kennen, wissen, aus welchen Umständen sie entsteht, dann werden wir der Tatsache gewahr, dass sie keine echte Grundlage hat. Sobald wir die störende Emotion in ihrer Gesamtheit erkennen, löst sie sich von selbst auf.

Wollen Sie eine gute Beziehung schaffen, so sollten Sie sich auf die positiven Gefühle Ihres Partners einstellen. Konzentrieren Sie sich auf die positive Seite. Negative Gefühle lassen Sie einfach los, damit sie sich davonmachen können. Wenn sich ein Problem nicht auf diese Weise lösen lässt, sollten Sie zuerst sich selbst erforschen, bevor Ihr drängender Blick sich in das Innenleben des Partners bohrt.

Erinnern wir uns: Das Konzept von Yin und Yang besagt, dass beides zusammengehört. Wenn wir sehen, dass das Problem Yin ist, muss die Lösung Yang sein. Das bedeutet, dass es für jedes Problem eine Lösung gibt. Und natürliche Lösungen sind immer einfach und stets leicht ins Werk zu setzen.

Geben Sie einander Raum, im buchstäblichen wie im übertragenen Sinne. Halten Sie keinen Groll zurück, um ihn bei der nächsten Auseinandersetzung als Waffe zu gebrauchen. Damit verschwenden und beflecken Sie nur die eigene Energie.

Ein Diamant ist keineswegs unvergänglich – Qi schon

Körper und Gefühle sind beide Manifestationen des Qi. Doch es ist sehr viel schwieriger, Probleme auf dieser Ebene zu lösen als auf derjenigen des Qi. Wollen wir

körperliche und seelische Schwierigkeiten dort entwirren, wo sie entstanden sind, sollten wir zunächst nach einer höheren Ebene suchen, auf der bereits Harmonie und Ausgeglichenheit herrschen. Von dort aus müssen wir dann versuchen, die »unteren Etagen« so zu beeinflussen, dass sie von selbst in Ordnung kommen. Ist aber genügend Qi vorhanden, dann ordnen sich die Dinge überall natürlich und mit maximaler Wirksamkeit.
Ein Beispiel: Hat ein Mensch ausreichend Energie, dann wird er weniger leicht müde und kann Probleme spontan und effektiv lösen. Hat jemand wenig Energie, dann werden kleine Schwierigkeiten schon zu unüberwindlichen Dramen und tragen dazu bei, dass sich ein gravierender Zustand mangelnder Organisation einstellt.
Natürlich gibt es Techniken, mithilfe deren man auf Stimmung und Verhalten einwirken kann, doch all das wirkt irgendwie unpraktisch und unnötig kompliziert, wo es doch genügen würde, das eigene Energieniveau wieder anzuheben, indem man sich zum Beispiel häufiger ausruht.
Viele Menschen, die emotionale Schwierigkeiten zu bewältigen haben, lassen sich auf Experimente mit Meditation oder ähnlichen Techniken ein, um Antworten auf ihre Fragen zu erhalten. Das wäre im Grunde eine gute Idee, wenn die meisten von ihnen nicht aufgäben, noch bevor sie richtig angefangen haben, weil sie Meditation für einen endlos langen und komplizierten Prozess halten.
In Wirklichkeit hat Meditation direkt mit dem Qi zu tun. Geist und Qi stehen in engem Zusammenhang. So wie Qi sich als Strom von Prozessen und Ereignissen in der realen Welt manifestiert, so manifestiert der Geist (bzw.

der Wille) sich als Ereignis auf der Qi-Ebene. Es gibt viele Übungen, die direkt mit dem Qi verbunden sind: Tai Chi Chuan (Tai Chi), die verschiedenen Qi-Gong-Systeme und einige Formen der Meditation. Wenn Sie die Meditation bei einem qualifizierten Lehrer lernen, kann sie sich sehr positiv auswirken. Sie aus einem Buch zu entnehmen bringt selten gute Ergebnisse. Eine einfache Methode allerdings gibt es; sie sorgt dafür, dass das Qi in Ihrem Leben ausgeglichenere Formen annimmt: die 15-Minuten-Meditation.

Die 15-Minuten-Meditation

Eine Erfahrung ist nahezu allen Anfängern in der Meditation gemeinsam: Kaum versucht man, seinen Geist zu beruhigen und zu stabilisieren, scheint er geschäftiger zu werden denn je. Versucht man andererseits, den Geist nicht zu kontrollieren, wandert er von einem Gedanken zum nächsten. Eine einfache Atemübung kann dieses Herumwandern verhindern oder wenigstens abkürzen. Die folgende Methode gehört zu den wirkungsvollsten.

Setzen Sie sich bequem hin: entweder mit gekreuzten Beinen auf den Boden oder ganz »normal« auf einen Stuhl. Der Körper nimmt dabei eine natürliche aufrechte Haltung ein, als würde der Scheitel von einem an der Decke befestigten Band gehalten. Der Hals bleibt möglichst gerade. Legen Sie die Handflächen bequem ineinander und lassen Sie die Hände so im Schoß ruhen. Eine andere Möglichkeit ist, mit übereinander gelegten Handflächen quasi den Bauch zu halten. Oder Sie legen die Hände mit den Handflächen nach unten auf die Oberschenkel. Wählen Sie, was immer Ihnen am bequemsten erscheint.

Nun konzentrieren Sie sich aufs Ausatmen. Die Einatmung lassen Sie völlig außer Acht. Den Ausatmungsvorgang aber machen Sie sich bewusst. Bald werden Sie merken, wie Sie ruhiger und entspannter werden. Ihr Atemrhythmus wird langsamer und ruhiger.

Werden Sie sich des Ausatmens gewahr und lassen Sie zu, dass dieses Gewahrsein sich immer stärker vertieft. Atmen Sie aus und lassen Sie das Gewahrsein gleichsam nach unten sinken, so als würde es langsam in den Bauchraum wandern.

Allmählich wird Ihre Atmung tiefer, und das Gewahrsein vertieft sich mit ihr. Schließlich stellt sich das Gefühl ein, dass Sie nicht nur mit dem Bauch und dem Brustkorb atmen, sondern auch mit den Beinen. Sie atmen in den Boden hinein. Dann wird die Atmung sich auch auf den Oberkörper ausdehnen, bis Sie mit dem ganzen Körper atmen. Ihr Körper spürt die Anspannung beim Einatmen und das Loslassen beim Ausatmen. Das Gewahrsein vollzieht diesen Rhythmus mit, und der Geist stabilisiert sich auf ganz natürliche Weise. Er hört auf abzuschweifen. Dann fühlen Sie eine Woge der Energie, die Ihren Körper erfüllt und wärmt. Dies ist der Eintritt in den meditativen Zustand.

Am besten führen Sie die Übung 15 Minuten lang aus, doch auch nur 5 oder 10 Minuten sind schon hilfreich. Auf diese Weise bauen Sie eine Verbindung zu Ihrem inneren Selbst und zum Universum auf, das die Fülle seines Qi auf Sie übergehen lässt. Dieser Zustand der inneren Ruhe ist unabdingbare Voraussetzung für sämtliche Techniken zur Erlangung von Weisheit.

Die Übung ist sehr einfach und verlangt uns nicht viel ab. Und die Verbindung mit der Energie des Universums sorgt für einen gesunden Körper, ein ausgeglichenes Gefühlsleben und einen stabilen Geist. Wenn Sie regelmäßig üben, werden Sie feststellen, dass es Ihnen einfach gut geht, dass die Menschen, mit denen Sie zu tun haben, in der Regel nett sind und Ihre Beziehung neuen Wind bekommt.

Körper, Geist und Qi sind eng miteinander verknüpfte Aspekte der menschlichen Existenz, die in allem, was wir tun – ob nun innerhalb oder außerhalb von Beziehungen –, eine beträchtliche Rolle spielen. Ein gesunder Körper, ein friedvoller Geist und reichlich Qi bieten ein gesundes Fundament für jede Beziehung.

7

Liebe geht durch den Magen

Von den drei menschlichen Grundbedürfnissen Nahrung, Kleidung und Obdach ist Nahrung vermutlich das vordringlichste. Sie gibt dem Menschen vieles: Sie sichert ihm Überleben, Gesundheit und Energie. Manchmal allerdings essen wir auch, um uns für die verschiedenen Probleme im Leben zu entschädigen. Wenn wir von dem Minimum an Nahrung absehen, das für unser Überleben nötig ist, ist die Vielfalt der verfügbaren Lebensmittel schlicht nicht überschaubar. In ihr spiegelt sich die Verschiedenheit der Menschen hinsichtlich Kultur, Umwelt und Religion wider.

Wann immer wir über Liebe sprechen, über die Beziehungen zwischen Yin und Yang, gerät auch das Fundament des Ganzen in den Blick: ein gesunder Körper und ein ausgeglichener Geist. Nahrung spielt für unsere körperliche und emotionale Gesundheit eine bedeutsame Rolle. Daher sollten wir den Einfluss der Ernährung auch in der Liebe nicht unterschätzen.

Die Sentenz »Der Mensch ist, was er isst« beschreibt, dass sich die Art und die Qualität der Nahrung, die wir zu uns nehmen, auf unser Leben auswirken. Umgekehrt gilt aber auch, dass die Art der uns zur Verfügung stehenden Nahrung von unserem Umfeld geprägt wird und

zeigt, wie wir mit dem Leben im Allgemeinen umgehen. Was wir essen und wie wir es zubereiten, ist eng verknüpft mit anderen Aspekten unserer Lebensführung. Unsere Nahrung beeinflusst nicht nur Gesundheit und Emotionen, sie spiegelt auch unsere Werte und unseren Geschmack wider.
Die verschiedenen Kulturen haben unterschiedlichste Ernährungsgewohnheiten hervorgebracht. Was man isst, war und ist regional und historisch verschieden. Die Ernährung ist ein enorm wichtiger Part jeder Kultur. Sie ist für einen großen Teil unserer täglichen Lebensfreude verantwortlich.

Nahrung besteht nicht nur aus chemischen Elementen

Häufig hört man, dass gesunde Ernährung einen gesunden Körper schenke. Was aber ist »gesunde Ernährung« eigentlich? Was bewirkt letztendlich, dass die Nahrung, die wir zu uns nehmen, für Gesundheit und Ausgeglichenheit sorgt?
Bevor wir diese Frage beantworten können, müssen wir zunächst einmal kurz einen Blick auf die Erkenntnisse der modernen Ernährungswissenschaft werfen. Dieser zufolge bestehen Lebensmittel im Wesentlichen aus fünf verschiedenen Stoffen: Kohlenhydraten, Eiweiß, Fetten, Vitaminen und Mineralstoffen. Um den Körper gesund zu halten, müssen alle fünf Kategorien in der Nahrung vertreten sein. Daher kommt die Wissenschaft zu dem

Schluss, dass sich, wenn wir eine ausreichende Menge von allen fünf Gruppen zu uns nehmen, Gesundheit von selbst einstellt.

Doch Menschen sind keine Autos, die alles verarbeiten, was man ihnen über einen langen Schlauch in den Schlund gießt, solange es nur die richtige chemische Zusammensetzung hat. Besteht Nahrung wirklich allein aus den chemischen Nährstoffen, die sich bei einer Analyse feststellen lassen? Oder ist da noch mehr? Vielleicht etwas, was wir erst sehen können, wenn wir einen anderen Standpunkt einnehmen? Und sollte da noch mehr sein: Können wir daraus vielleicht ein allgemeines Prinzip ableiten, das uns sagt, welche Art von Nahrung gesund und welche Art der Ernährung ausgewogen ist?

Die Beziehung zwischen Ernährung und Gesundheit ist von zahlreichen Faktoren abhängig, zum Beispiel von der Umgebung, der Jahreszeit und der Nahrungsquelle sowie vom Alter und vom Beruf bzw. der Beschäftigung des Betreffenden. Es scheint also recht schwierig zu sein, ein allgemeines Prinzip zu finden, das gleichermaßen für jeden Menschen in jeder Situation gilt. Manche Menschen essen wenig Obst und Gemüse, sondern ernähren sich hauptsächlich von Fleisch und Milchprodukten. Andere nehmen kaum je tierische Produkte zu sich und mögen lieber Gemüse.

Die moderne Ernährungswissenschaft betont immer wieder, wie wichtig es sei, ausreichend Obst und Gemüse zu essen. Sie betrachtet dies als wesentlichen Bestandteil einer gesunden Ernährung. Und doch gibt es Orte auf der Welt, wo es schlicht kein frisches Gemüse gibt! Ernähren sich die dort lebenden Menschen also

»ungesund«? Grundsätzlich tun die Menschen gut daran, jene Nahrungsmittel zu essen, die in der unmittelbaren Umgebung produziert werden. In der Mongolei war früher überhaupt kein Gemüse verfügbar. Die Menschen aßen ausschließlich Fleisch, dazu Joghurt, und sie tranken Tee. Doch da diese Lebensmittel sich geschmacklich ausglichen und aus der Region kamen, blieben die Mongolen gesund.

Wie also können wir vorgehen, um Nahrungsmittel zu finden, die sowohl der Gesundheit als auch der Liebe förderlich sind? Zunächst einmal sollten wir uns an das halten, was in unserer Gegend seit Jahrhunderten üblich ist. Die traditionelle Ernährungsweise zeigt uns, welche Art der Nahrungsmittel für die Menschen, die an einem bestimmten Ort lange Zeit eine bestimmte Lebensweise pflegten, funktioniert hat.

Der traditionelle chinesische Blick auf Ernährung hat sich herausgebildet, weil China ein Land mit sehr unterschiedlichen Landschaften ist. Die Menschen in den einzelnen Regionen haben einen unterschiedlichen Lebensstil entwickelt. Jede Region, jede Lebensweise hat wiederum eine Form der Ernährung hervorgebracht, die ihr förderlich ist. Erst danach hat die wissenschaftliche Tradition der chinesischen Medizin versucht, diese Unterschiede aus ihrem spezifischen Naturverständnis heraus nachzuvollziehen.

Die Erklärung für die Wirksamkeit von Nahrung, welche das alte China gefunden hat, beruht keineswegs auf der chemischen Zusammensetzung der Lebensmittel: Sie bezieht Farbe, Beschaffenheit, Geschmack und Geruch mit ein. Diese werden als energetische Qualitäten betrachtet. Jede dieser Eigenschaften transportiert eine bestimmte Art von Qi bzw. Energie. Denn auch Nahrung ist letztlich Energie, die sich in vielfältiger Weise manifestiert. Diese Energie lässt sich, wie Abb. 7.1 zeigt, in verschiedene Elemente zerlegen: chemischer (kalorischer) Wert, Farbe, Form, Geschmack und Geruch.

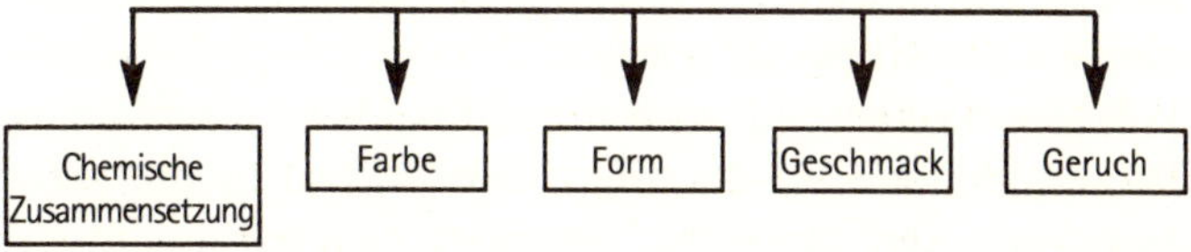

Abb. 7.1: *Die Energie der Nahrungsmittel*

Nehmen wir beispielsweise verschiedene Selleriearten: Eine Sorte ist klein, hat aber ein starkes Aroma. Eine andere ist sehr viel größer, schmeckt aber nicht so intensiv. Die größere Sorte weist vielleicht mehr Volumen auf, unter Umständen auch mehr Kalorien. Den stärkeren energetischen Effekt aber hat die kleinere.
Nahrungsmittel und Kräuter haben ein energetisches Gedächtnis, das speichert, wie der Gegenstand, der da vor uns liegt, behandelt und verarbeitet wurde. Nehmen wir einmal Ginseng als Beispiel. Wenn Sie die Wurzel in Stücke schneiden, zermahlen und das so gewonnene Pulver heiß aufgießen, hat er eine bestimmte Wirkung. Kochen Sie dagegen die ganze Wurzel, um den Aufguss zu trinken, ist die Wirkung eine andere. Aus welcher Form der Pflanze das Getränk zubereitet wird, ist wichtig, weil die Energie der Form bewahrt wird. Dazu kommt dann auch noch

die Energie des Ausgangsmaterials. Genau dasselbe gilt für homöopathische Mittel, die so verdünnt sind, dass – theoretisch – nicht einmal mehr ein einziges Molekül des ursprünglichen Wirkstoffs darin sein dürfte. Und doch wirkt die Arznei, weil Energie und Information der Ursubstanz noch vorhanden sind.
Neuere Produktionstechniken für Nahrungsmittel, die sich auf die Ergebnisse der modernen Lebensmittelchemie stützen, konzentrieren sich darauf, Größe und Menge zu steigern, ohne jedoch die energetische (Qi-)Komponente mit einzubeziehen. Dies führt zwar mengenmäßig zu mehr Nahrung, doch die Energie, die uns dadurch zur Verfügung steht, wächst nicht mit. Menschen, die sich überwiegend von solchen Lebensmitteln ernähren, scheinen zwar wohl genährt, doch es fehlt ihnen an Energie. Die Menge chemischer Nährstoffe (mit hohem kalorischem Wert) übersteigt die Menge energetischer Nährstoffe (mit Qi-Wert).

Die Geschmacksrichtungen und die Fünf Elemente

Im alten China beurteilte man Lebensmittel danach, ob sie Yin oder Yang waren, zu welchem der Fünf Elemente sie gehörten und welche Funktionskreise des Körpers von ihnen beeinflusst wurden. So gesehen, ist gesunde Kost eine Ernährung, die auf ein ausgewogenes energetisches Verhältnis achtet.
Farbe und Geschmack sind eng miteinander verknüpft.

Beide beeinflussen sich gegenseitig, sie wirken auf die Organe. Diese Wechselbeziehungen haben mit den Fünf Elementen zu tun und sind in Abb. 7.2 dargestellt.
Wie wir aus der Tabelle ersehen, ist jedes der Fünf Elemente mit einer der fünf grundsätzlichen Geschmacksrichtungen verbunden: sauer, bitter, süß, scharf (heiß) und salzig. Eine ausgewogene Ernährung setzt auf das Gleichgewicht der Geschmacksrichtungen. Süß (Erde) ist der Geschmack der Mitte, da die Erde das Element im Zentrum ist. Daher ist Süße der vorherrschende bzw. neutrale Faktor in allen Lebensmitteln. Die anderen (salzig, bitter, scharf und sauer) sollten gleichsam darum herumgruppiert werden.

Element	Geschmack	Farbe	Organe
Holz	sauer	Grün	Leber und Gallenblase
Feuer	bitter	Rot	Herz und Dünndarm
Erde	süß	Gelb	Milz und Magen
Metall	scharf	Weiß	Lunge und Dickdarm
Wasser	salzig	Schwarz	Nieren und Blase

Abb. 7.2: *Die Fünf Elemente und die ihnen zugeordneten Nahrungsmittel*

Das Gleichgewicht der fünf Geschmacksrichtungen entsteht aus unserem natürlichen Appetit. Nach schweißtreibender sportlicher Betätigung oder harter körperlicher Arbeit bevorzugen die meisten Menschen etwas Salziges. Schwangere Frauen hingegen haben einen gesunden Appetit auf Saures, meist ohne zu wissen, dass diese Geschmacksrichtung die Wachstumsprozesse der Schwangerschaft fördert, da sie zum Element Holz gehört. Und wenn es kalt ist, schmecken würzige, scharfe Sachen noch einmal so gut.

Diese Vorlieben gehen auf natürliche Reaktionen unseres Körpers zurück. Menschen, die körperlich hart arbeiten, wissen meist nicht, dass sie die mit dem Schweiß verlorenen Mineralsalze wieder ersetzen müssen, so wenig, wie schwangere Frauen wissen, dass Saures den Wachstumsprozess der Schwangerschaft unterstützt. Das ist auch gar nicht nötig. Der Körper liefert den Impuls und sorgt so für sich selbst. Der natürliche Appetit auf ausgewogene Geschmacksrichtungen erfordert keine Übung. Er entspringt direkt unseren physiologischen Bedürfnissen.

Vor tausenden von Jahren entdeckte die chinesische Medizin die Verbindungen zwischen den Geschmacksrichtungen und den inneren Organen. So ist der saure Geschmack mit Leber und Gallenblase verbunden, der bittere mit Herz und Dünndarm, der süße mit Milz und Magen, der scharfe mit Lunge und Dickdarm und der salzige mit Nieren und Blase.

In China gelten Nahrungsmittel als Medizin. Wenn wir also körperliche und seelische Ungleichgewichte beseitigen wollen, sollten wir als Erstes unsere Ernährung anpassen. Zu diesem Zweck müssen wir wissen, wie die Geschmacksrichtungen mit Körper und Seele zusammenhängen. Hierbei ist uns erneut die Theorie von den Fünf Elementen behilflich.

Haben Sie sich je beim Essen auf die Zunge gebissen? Das passiert nicht, weil Sie zu nervös sind oder zu schnell essen. Dieses Problem wird durch eine überaktive Herzfunktion verursacht. Sorgen Sie also gemäß der Elementelehre für ein wenig mehr »Bitterkeit«, indem Sie zum Beispiel rohe Steckrüben zu sich nehmen. Damit regulieren Sie die Herzfunktion, da der bittere Geschmack mit dem Herzen in Verbindung steht.

Die Theorie von den Fünf Elementen besagt, dass zu salzige Nahrungsmittel die Nieren belasten, ja, sie sogar schädigen können. Der salzige Geschmack hat mit dem Funktionskreis der Nieren zu tun. Doch es gibt noch andere Zusammenhänge im Kreis der Elemente. So sollten Menschen mit Leberproblemen alle Nahrungsmittel strikt meiden, die scharf sind. Menschen mit Herzproblemen sollten nur wenig Salz essen. Haben Sie Schwierigkeiten mit der Milz, lassen Sie saure Nahrungsmittel besser weg. Lungenprobleme reagieren negativ auf bittere Lebensmittel, Nierenprobleme dagegen auf Süßes. Das liegt daran, dass jedes Element von einem anderen Element kontrolliert wird und selbst wiederum ein anderes kontrolliert. Abb. 7.3 stellt diese Zusammenhänge bildlich dar. Die gestrichelten Linien zeigen den Kontrollzyklus.

Es ist schwer zu sagen, welche Menge eines Nahrungsmittels zum gewünschten Ausgleich führt. Doch sobald man sich der oben geschilderten Zusammenhänge bewusst wird, kann man seine Erfahrung zurate ziehen,

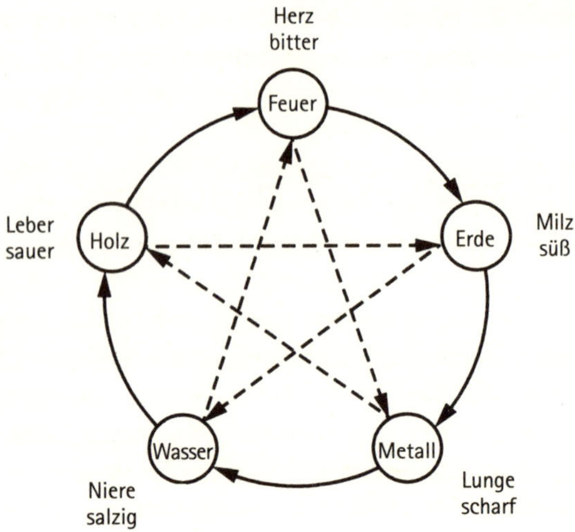

Abb. 7.3: *Zusammenhänge zwischen den Elementen, Organen und Geschmacksrichtungen*

um herauszufinden, wie sie sich im eigenen Leben und dem unserer Mitmenschen bemerkbar machen.
Farbe, Geruch und Form der Nahrungsmittel sind ebenfalls mit den Fünf Elementen verknüpft, wobei jede dieser Qualitäten auf spezifische Weise auf die anderen einwirkt, ähnlich wie die Geschmacksrichtungen es tun. All diese Faktoren sind nämlich eng miteinander verknüpft.

Nach diesem kurzen Blick auf die Klassifizierung von Nahrungsmitteln durch die chinesische Wissenschaft können wir uns wieder unserer ursprünglichen Frage zuwenden: Wie lernen wir, die uns zuträglichen Lebensmittel zu erkennen? Und welche Nahrungsmittel unterstützen unsere Liebesbeziehung?

Die Auswahl der richtigen Nahrungsmittel

Auch ohne tieferes Wissen über die energetischen Qualitäten von Nahrungsmitteln können wir das Richtige finden, wenn wir einigen Grundregeln folgen. Sie sollen uns helfen, die Lebensmittel auszuwählen, die unserer Gesundheit unter energetischen Gesichtspunkten förderlich sind:

- *Essen Sie so viele lokal produzierte Lebensmittel wie möglich.* Wenn etwas in Ihrer Gegend Tradition hat, wenn es seit jeher dort wächst, geschieht dies nicht ohne Grund. Diese Auswahl hat quasi das Land selbst getroffen. Es ist klug, auf seinen »Rat« zu hören. Alles, was an einem bestimmten Ort hervorgebracht wird, verträgt sich gut mit der dort vorherrschenden Energie und mit derjenigen der Menschen, die in dieser Gegend leben. Wenn Sie also an einem Ort wohnen, an dem natürlicherweise viel Obst wächst, essen Sie am besten Obst. Wächst dort Gerste, dann ernähren Sie sich schwerpunktmäßig von Gerste.
- *Essen Sie Nahrungsmittel der Saison.* Dass bestimmte Pflanzen zu einer bestimmten Zeit wachsen, geschieht ebenfalls nicht ohne Grund. Wassermelonen wachsen im Sommer, weil sie Hitze lindern. Alles,

was im Herbst geerntet wird, schenkt uns jenen Überschuss an Energie, den wir brauchen, um durch den Winter zu kommen. In der modernen Welt mit ihren schnellen Transportmitteln und den dementsprechend kurzen Transportzeiten kommen unsere Nahrungsmittel häufig aus weit entfernten Gegenden und passen damit nicht mehr zur Jahreszeit. Moderne Konservierungstechnik hat dafür gesorgt, dass wir heute jederzeit alles haben können. Das ist zwar bequem, lässt uns aber vergessen, dass es letztlich die Energien von Zeit und Raum sind, die uns prägen.

- *Genießen Sie die Vielfalt beim Essen.* Wir legen heute viel zu viel Wert auf Effizienz und Produktivität. Deshalb kommen die Lebensmittel im Supermarkt fast alle aus dem Massenanbau. Das sieht zwar nach unendlicher Fülle aus, doch letztlich findet man überall dieselben Produkte. Die lokalen Besonderheiten gehen allmählich verloren. Wenn Sie nur ein kleines Fleckchen Erde im Hof Ihr Eigen nennen, sollten Sie einen Garten daraus machen und dort all das anbauen, was Sie im Supermarkt längst nicht mehr finden.
- *Essen Sie so viel frische Sachen wie möglich.* Frische hat nicht nur mit Geschmack und Nährwert zu tun, sondern auch mit energetischer Qualität. Diese nimmt mit zunehmender Lagerdauer ab. Frisch gepflückter Mais hat einen ganz anderen, viel süßeren Geschmack als abgelagerte Maiskolben. Auch gefrorene Früchte schmecken anders als frische. Jeder, der schon einmal soeben gepflückte Erdbeeren gegessen hat, weiß, dass diese nicht viel mit der eher fade schmeckenden Frucht aus dem Supermarkt gemein haben.

Wenn Sie diese Regeln befolgen, haben Sie schon den Grundstein für eine gesunde Ernährung gelegt. Und je besser Sie sich fühlen, desto mehr Freude werden Sie auch an Ihrer Beziehung haben.

Gut essen

Doch nicht nur die richtige Auswahl ist wichtig. Auch der Vorgang des Essens selbst spielt eine bedeutsame Rolle. Was damit gemeint ist, zeigen Ihnen die folgenden Tipps:

- *Hören Sie auf Ihren Magen und auf Ihren Körper* und nicht auf irgendwelche Experten, wenn es darum geht, was Sie essen sollen. Unser Körper teilt uns ununterbrochen mit, was er nötig hat. Wenn wir frösteln, heißt das, wir sollen uns wärmer anziehen. Haben wir Durst, bedeutet dies, dass unser Körper Wasser braucht. Sind wir müde, fallen uns die Augenlider zu. Daher ist unser Magen die absolute Autorität, wenn es darum geht, wann und wie viel wir essen bzw. wann wir damit aufhören sollen. Wenn Sie plötzlich ein ganz bestimmtes Verlangen überfällt, heißt dies vermutlich, dass Ihr Körper diesen Geschmack oder dieses Nahrungsmittel im Augenblick wirklich benötigt. Leider neigen wir dazu, diese Informationen außer Acht zu lassen und eher auf Ratschläge von außen zu hören. Manche Menschen wiegen ihre Nahrungsmittel aufs Gramm genau ab!

- *Genießen Sie das Essen.* Nehmen Sie sich Zeit und essen Sie bewusst. Essen ist ja nicht nur das Auffüllen leerer Tanks. Wenn Sie zum Beispiel zu schnell essen, haben Sie in dem Moment, in dem Sie sich satt fühlen, bereits zu viel gegessen. Und zu viel essen killt jede romantische Neigung. (Menschen, die sich fürs Essen keine Zeit nehmen, nehmen sich normalerweise auch keine Zeit für die Liebe.) Wie wir essen und wie wir uns dabei fühlen, wirkt sich direkt auf die Verdauung und Verwertung der Nahrung aus. Wir leben heute in solcher Hetze, dass wir Nahrung nur noch als Kalorienquelle betrachten. Das führt dazu, dass die Leute sogar essen, wenn sie Auto fahren. Ein Drive-in-»Restaurant«, bei dem man mit dem Wagen zum Schalter für die Essensausgabe fährt, um seine »Beute« dann im Weiterfahren zu verzehren, ist wie eine gigantische Abfütterungsmaschine, eine »Tankstelle für Menschen«. So etwas ist inzwischen nicht nur in den USA durchaus üblich ...
- *Essen Sie nicht, wenn Sie sich aufregen*, gestresst oder auf andere Weise energetisch aus dem Gleichgewicht geraten sind. Dann nimmt Ihr Körper zwar die chemischen Nährstoffe auf, nicht aber die energetischen.
- *Essen Sie so viel wie möglich zu Hause zubereitete Mahlzeiten.* Wie Nahrungsmittel hergestellt werden, wirkt sich auf ihre energetische Beschaffenheit aus. Eine daheim kreierte Speise ist mit einer ganz anderen Energie hergestellt als Fertiggerichte oder Mahlzeiten aus dem Restaurant. Und diese Energie strahlt jedes Essen aus. Ein Pullover, den Ihre Mutter für Sie gestrickt hat, fühlt sich auch anders an als einer, den

Sie im Laden gekauft haben. Dasselbe gilt fürs Essen. Daher heißt es so häufig, Omas Hühnersuppe sei die beste Medizin gegen Erkältung. Das hat nichts mit der Suppe zu tun. Es liegt vielmehr an der liebevollen Hingabe, mit der sie zubereitet wird. Diese verleiht der Suppe eine ganz bestimmte Energie.

- *Essen Sie, wenn Sie hungrig sind, und trinken Sie, wenn Sie durstig sind.* Doch essen Sie niemals so viel, dass Sie sich »ganz abgefüllt« fühlen. Wir lassen uns zu sehr von unseren Gewohnheiten gängeln. Dies führt dazu, dass wir zu bestimmten Zeiten essen, ob wir nun gerade eine Mahlzeit brauchen (bzw. möchten) oder nicht. Doch dieses Übermaß an Nahrung verschlingt viel Energie zur Verdauung. Daher werden wir gewöhnlich schläfrig, wenn unser Magen voll ist. All unsere Energie wird von der Verdauung aufgesogen. Deshalb ist es besser, weniger zu essen, aber dafür öfter, als bei einer einzigen Mahlzeit Unmengen in sich hineinzuschaufeln. Wenn Sie zu hungrig sind, leidet Ihr Qi. Haben Sie zu viel gegessen, behindert das Ihre Atmung. Kurzatmigkeit nach einer üppigen Mahlzeit tritt recht häufig auf. Und gehen Sie nie mit vollem Bauch schlafen. Dies führt zu übermäßiger Schleimproduktion, welche wiederum die Atmung behindert.
- *Achten Sie immer auf die richtige Balance.* Essen Sie nicht zu viel von einem Gericht, unabhängig davon, wie gut es Ihnen schmeckt. Das Übermaß kann aus etwas Gutem etwas Schlechtes machen.

Natürlich ist es wichtig, dass wir das Essen genießen, doch der Hauptzweck unserer Ernährung ist doch, dass wir Gesundheit und Energie aufrechterhalten. Der Genuss, so wichtig er auch sein mag, ist dabei nur ein Zusatznutzen.

Vermeiden Sie den ersten Fehler – und Diäten

Fehler treten gewöhnlich paarweise auf. Wenn man einen macht, unterläuft einem häufig kurz darauf noch einer, obwohl uns meist nicht klar ist, dass diese beiden in einem Zusammenhang stehen.
Wenn Menschen sich zum Beispiel von traditionellen Ernährungsgewohnheiten verabschieden, entwickeln sie häufig die unterschiedlichsten Störungen. Aus diesem Grund greifen sie dann zu Arzneimitteln, von denen sie sich Heilung versprechen. Doch meist zieht das nur weitere Probleme nach sich. Wäre der erste Fehler nicht begangen worden, dann gäbe es an Heilmitteln gar keinen Bedarf, sodass diese auch nicht falsch eingesetzt werden könnten. Statt also hektisch nach immer neuen Medikamenten oder Maßnahmen für dieses oder jenes Problemchen zu suchen, sollten wir versuchen, von Neuem die richtigen Nahrungsmittel am rechten Ort und zur rechten Zeit zu uns zu nehmen.
Ein Beispiel: Sie finden, dass Sie in letzter Zeit zu viel gegessen haben. Daher wollten Sie eine Diät machen. Doch die Diät selbst kann zahllose neue Probleme hervorrufen. Manche Menschen treibt sie sogar in den Teu-

felskreis der Ess-Brech-Sucht, den wir auch als »Bulimie« kennen.
Wenn wir uns vom Weg der Natur verabschieden, hat dies nämlich mitunter Probleme wie Essstörungen oder Übergewicht zur Folge. In den Industrieländern sind viele Menschen davon besessen, ihren Körper wieder in die »richtige« Form zu bringen. Tatsächlich spielt Übergewicht bei über der Hälfte der modernen Erkrankungen eine wesentliche Rolle. Daher werden ständig neue Diäten erfunden, die oft auf völlig widersprüchlichen Prinzipien beruhen. Ein Experte behauptet, man müsse vermehrt Eiweiß zu sich nehmen, ein anderer setzt dagegen auf eine ausschließlich aus Kohlenhydraten bestehende Ernährung. Beide verkaufen tausende von Büchern und helfen vielleicht sogar einigen wenigen Menschen. Aber es hat keinen Sinn, sich irgendeinen der zahllosen Experten herauszupicken, seinen Ratschlägen zu folgen und dann auf den garantierten Erfolg zu warten.
Wir entwickeln nämlich aus den verschiedensten Gründen Übergewicht. Kein Diätprogramm hat die Ideallösung für alle parat. Das ist gar nicht möglich. Daher sollte ein Mensch mit Übergewicht vor allem versuchen, sein eigentliches Problem zu verstehen.
Weshalb wird jemand zu dick? Er isst zu viel und bewegt sich zu wenig. Warum isst jemand zu viel? Warum hat er zu wenig Bewegung? Häufig nehmen Menschen aus emotionalen Gründen zu viel Nahrung zu sich. Auf diese Weise versuchen sie beispielsweise, mit ihren Sorgen fertig zu werden. Menschen mit Depressionen essen meist mehr, weil sie eine gewisse innere Leere füllen möchten. Die Sorgen führen also zu überflüssigen

Pfunden, die dann ihrerseits neue Sorgen und Probleme nach sich ziehen. Je übergewichtiger ein Mensch ist, desto weniger Energie hat er, was wiederum die Lust auf körperliche Bewegung verringert – usw.
In traditionellen Gesellschaften erfuhren die Menschen zwar auch Leid, doch dem übermächtigen Leistungsdruck der modernen Gesellschaft, der so viele unserer natürlichen Lebensrhythmen zerstört hat, waren sie nicht ausgesetzt. Die Wurzel unseres aktuellen Problems mit Übergewicht und mangelnder körperlicher Bewegung ist unsere allgemeine Situation, in der viele der natürlichen Strukturen außer Kraft gesetzt wurden.

Nahrungsergänzungsmittel

Da wir es gewohnt sind, die Lösung unserer Probleme von materiellen Gütern zu erwarten, haben Nahrungsergänzungsmittel mittlerweile auch längst die Regale der Discounter erobert. Es gibt inzwischen weit über 15 000 solcher Mittel, die etwaige Defizite in unserer Ernährung beheben und uns mehr Energie schenken sollen. Ironischerweise geschieht dies in einem Moment der Geschichte, in dem die Menschheit in den industrialisierten Ländern mehr zu essen hat als je zuvor ...
Brauchen wir diese Mittel nun wirklich? Wenn ja, stehen wir vor einer Fülle weiterer Fragen. Denn welche der Ergänzungsmittel wirken wie? Welche können wir tatsächlich verwerten? Und in welcher Dosierung? Gibt es mögliche Nebenwirkungen? Kann man wirklich alle

Ergänzungsmittel bedenkenlos kombinieren? Und gibt es eine ideale Kombination für unsere spezifischen Bedürfnisse?
Jeder Hersteller behauptet natürlich, dass seine Produkte ebenso wirksam wie nötig seien. Trotzdem kann keiner mit absoluter Sicherheit sagen, ob wir ein bestimmtes Mittel brauchen oder nicht. Denn dies hängt weitgehend von unseren individuellen Bedingungen ab: Gesundheitszustand, Lebensstil, Alter usw.
Doch keine Sorge, der natürliche Weg ist immer der einfachste. Solange Sie sich ausgewogen mit möglichst naturbelassenen Produkten ernähren und den Ratschlägen folgen, die Sie hier finden, brauchen Sie sich um Nahrungsergänzungsmittel nicht zu kümmern. Machen Sie Ihr Leben nicht komplizierter als nötig. Vermutlich ist es ohnehin schon schwierig genug.
Wenn ein Problem auftaucht, suchen Sie nach einer grundlegenden Lösung, indem Sie seine Wurzel ausfindig machen. Versuchen Sie nicht, das ursprüngliche Problem mit irgendwelchen Mittelchen zu lösen, die nur weitere Schwierigkeiten nach sich ziehen.

Kochen für den romantischen Abend

Nahezu alle Kulturen haben versucht, die sexuelle Energie mithilfe von Genussmitteln zu steigern. Daher kennt beinahe jede Gesellschaft aphrodisierende Nahrungsmittel, ob diese nun dem Alltagsleben entnom-

men oder im Gegenteil eher von exotischem Charakter sind.
Und es stimmt tatsächlich, dass einige Nahrungsmittel romantische Stimmungen fördern und die sexuelle Energie anfachen. Allgemein bekannte Aphrodisiaka sind Meeresfrüchte wie Shrimps, Hummer, Austern, Muscheln, Seegurke, Kaviar und Haifischflossen. Doch auch an Land lassen sich entsprechende Lebensmittel finden: Wild, Lamm und alle Arten von Eiern zum Beispiel. Oder Gemüse- und Kräutersorten wie Knolau (chinesischer Schnittlauch), Bleichsellerie, Basilikum, Knoblauch, Koriandergrün, Lauchzwiebeln, Lorbeer und frischer Ingwer, Nüsse wie Cashew- und Walnüsse. Unter den Früchten steigern Datteln, Feigen und Mangos die sexuelle Energie. Doch auch Honig und Gewürze wie Anis, Koriandersamen oder getrockneter Ingwer wirken gut. All diese Dinge sind fast überall erhältlich. Daneben gibt es noch Pflanzen, die eher medizinisch wirken. Dazu gehören Ginseng, Lotussamen und die Beeren des Chinesischen Bocksdorns. Die traditionelle chinesische Medizin kennt zahlreiche aphrodisierende Nahrungsmittel, doch wir sollten die Dinge so einfach wie möglich halten und uns vorzugsweise jener Mittel bedienen, die wir jederzeit bekommen können.
Natürlich sind bei solchen Speisen die Inhaltsstoffe wichtig, aber auch die Zubereitung trägt ihren Teil zur Wirksamkeit bei. Die chinesische Kochkunst teilt die Zubereitungsarten in yang- und yinbetonte ein. Frittieren, Braten und Backen sind Yang-Prozesse. Dämpfen, Dünsten und langsames Kochen sind dagegen eher Yin. Um die Wirksamkeit aphrodisierender Zutaten zu steigern, sollten Sie mit Yin-Methoden zubereitet wer-

den. Die Fritteuse bzw. andere Yang-Werkzeuge zur Zubereitung sollten nur in Maßen eingesetzt werden. So sind frittierte Krabben weit weniger wirksam als in Wein gedünstete, aber dennoch für manche Gerichte angemessen.

Doch auch die Kombination der Nahrungsmittel ist von Bedeutung, da sie bestimmte Stimmungen noch verstärken kann. Stimulierende Kombinationen, die leicht zu Hause zubereitet werden können, sind: frittierte Cashewnüsse mit Shrimps in der Schale, rohe Austern, Rührei mit Knolau, Lammeintopf, Lauchzwiebeln mit Rind (vielleicht noch mit Oystersoße, einer Würzsoße auf der Basis von Austern), Staudensellerie mit magerem Schweinefleisch, mageres Schweinefleisch mit Basilikum in Wein geschmort, frittierter Hummer mit Ingwer, gedünstetes Huhn mit Ginseng.

Auch Schokolade fördert romantische Stunden. Käse zeigt stark stimulierende Wirkung. Menschen, die viel Käse essen, verfügen im Normalfall über mehr sexuelle Energie als solche, die dies nicht tun (falls alle anderen Einflüsse gleich sind).

Die Beeren des Chinesischen Bocksdorns *(Lycium barbarum)* lassen sich gut in Sherry oder Whisky einlegen und wirken ausgezeichnet. Auch in der Suppe (Hühner- oder Entensuppe zum Beispiel) entfalten sie ihre Wirkung. Im alten China riet man Männern, die ihrem Zuhause längere Zeit fernbleiben mussten, dazu, Bocksdornbeeren zu meiden, damit sie nicht unter unangemessenen sexuellen Gelüsten zu leiden hatten.

So interessant diese Rezepte auch klingen, so sollten wir sie doch nicht überbewerten. Wenn Sie sich ausgewogen ernähren und bei guter Gesundheit sind, brauchen Sie den »zusätzlichen Kick« dieser Mittel vermutlich gar nicht. Die beste Quelle sexueller Energie ist nämlich nach wie vor ein gesunder Körper.

Der romantische Abend

Ob ein Abendessen romantisch ist oder nicht, hängt größtenteils von der herrschenden Atmosphäre ab. Daher ist die äußere Umgebung mindestens genauso wichtig wie das Essen selbst. Auf jeden Fall sollten die Verliebten besser weniger zu sich nehmen ... Bei einem Dinner bei Kerzenlicht dienen die servierten Speisen eher als »Vehikel« für den gegenseitigen »Energieaustausch«, nicht als Hauptziel der Mahlzeit.

Servieren Sie daher keine dicken Steaks, riesigen Hummer oder andere imposante Gerichte, um den (potenziellen) Partner zu beeindrucken. Wenn er zu viel isst, vergisst er die ganze Romantik und wird nur müde. Auch übermäßig fette Gerichte behindern die Entfaltung der Libido.

Die Umgebung sollte von der dynamischen Balance von Yin und Yang geprägt sein, damit ein gewisser Rhythmus entsteht. Daher ist es günstig, wenn man sozusagen die Szene wechseln kann, das Dinner also nicht nur an einem Ort stattfindet. So kann man zum Beispiel am hell erleuchteten Esstisch die Mahlzeit einnehmen, den Aperitif jedoch in der kuscheligen Sofaecke bei leiser Musik. Dies erlaubt einen Wechsel vom formalen zum lockeren Beisammensein, vom »Öffentlichen« zum »Privaten«. So wird die Aufmerksamkeit von der Mahlzeit weg und hin auf die Beziehung gelenkt, die sich während der verschiedenen Phasen des Abends vertieft. Bei dem Paar stellt sich ein Gefühl von Wachstum und Entwicklung ein.

Wenn die beiden sich noch nicht so gut kennen, ist es besser, die »Eingangsszene« eher yangbetont zu gestalten. Vertieft die Beziehung sich im Laufe des Abends, sollte die Umgebung eher Yin-Elemente aufweisen. Zu den Yang-Elementen gehören: runde Tische, helles Licht, helle Farben und viel offener Raum. Die Yin-Komponenten umfassen quadratische Tische, gedämpftes Licht, sanfte Farben und gemütliche, heimelige Räume.

Was es zum Essen noch zu sagen gibt

Unsere Nahrung beeinflusst unsere Gesundheit ebenso wie unsere Stimmung. Doch das ist noch längst nicht alles. Da wir einen Großteil unserer Zeit damit zubringen, Nahrung zu beschaffen, zuzubereiten und zu genießen, ist Essen eines der besten Mittel, um eine romantische Beziehung aufzubauen oder zu stärken. Daher ist es so wichtig, dass wir beim Essen nicht nur die unmittelbar damit befassten Prozesse im Blick behalten, sondern das gesamte Umfeld.

Alles, was wir tun, um unsere Nahrung zu beschaffen, sie zuzubereiten und zu essen, kann die Beziehung fördern, wenn wir es gemeinsam ausführen. All dies ohne großes Tamtam zu zweit zu tun verstärkt die Bindung. Daher ist es häufig besser, zusammen zu kochen, als essen zu gehen. Genießen Sie den gesamten Vorgang und nicht nur die Mahlzeit, die am Ende dabei herauskommt. Auf diese Weise machen Sie die Beziehung zu einem tragenden Element Ihres Lebens.

8

Begehren und Vereinigung

Die Anziehung zwischen Yin und Yang ist eines der fundamentalen Prinzipien der Natur. Wie bereits gesagt wurde, brauchen Yin und Yang sich gegenseitig. Keines kann ohne das andere existieren. Dies gilt auf jeder Ebene des Seins: im Kosmos, in unserem Sonnensystem, auf unserem Planeten und innerhalb der Beziehung zwischen Mann und Frau. Auf jeder Ebene manifestiert sich dieselbe grundlegende Anziehungskraft.

Alles, was lebt, besteht aus drei Komponenten: Materie, Energie und Information. Mit »Materie« sind alle greifbaren Manifestationen des Qi gemeint. »Energie« bezeichnet jene Kräfte, die für den Wandel in allem Lebendigen verantwortlich sind. »Information« hingegen betrifft Seele, Geist, Verstand und Gedächtnis. Beim Menschen ist die materielle Ebene der Körper aus Fleisch und Knochen, die Energieebene umfasst die Stoffwechselprozesse, die Informationsebene drückt sich in Gedanken, Erinnerungen, spirituellen Einsichten und dem menschlichen Willen aus. Wahre Vereinigung kann nur stattfinden, wenn sie alle drei Ebenen umfasst. Auf den Ebenen der Information, Energie und Materie kommt es zu den verschiedensten Verknüpfungen. Die körperliche (materielle) Vereinigung spielt bei

der Erlangung der vollständigen Verschmelzung eine notwendige und wichtige Rolle.
Sexualität ist die höchste Manifestationsstufe der Vereinigung auf der materiellen Ebene. Sie ist das Instrument, das dem ewigen Zyklus des Lebens den Fortbestand ermöglicht. Über unsere Lust, über die körperliche und emotionale Befriedigung hinaus erfüllt der Liebesakt eine heilige Mission: Er sichert den Fortbestand der Art. Bei den meisten Tieren scheint der Geschlechtsakt ohnehin eher auf Fortpflanzung als auf Lustgewinn ausgerichtet zu sein. Für den Menschen dagegen ist Sexualität seit der Entdeckung der modernen Mittel zur Empfängnisverhütung eine reine Quelle der Lust geworden. Ganz neu ist diese Tendenz allerdings nicht. Sie war seit jeher im Menschen angelegt. Einige Psychologen gehen gar davon aus, dass Sex die Quelle allen menschlichen Strebens ist. Ob dies nun stimmt oder nicht, auf jeden Fall spielt das sexuelle Begehren in der Geschichte der Menschheit eine bedeutsame Rolle.
Die sexuelle Vereinigung ist das natürliche Ergebnis gegenseitiger Anziehung. Als solches verwandelt sie jede Beziehung. Wenn in einer Bindung Sex hinzukommt, erreichen die Partner eine neue Ebene der Intensität, die von Offenheit und gegenseitigem Vertrauen geprägt ist.

Spürst du schon etwas?

Die sexuelle Revolution der Moderne hat dazu geführt, dass das Geschlechtsleben immer mehr zur reinen Quelle der Befriedigung geworden ist. Dabei geriet in Vergessenheit, dass die Sexualität etwas Heiliges ist. In der Folge litt die Qualität der sexuellen Erfahrung.

Seit Beginn der Industrialisierung unterliegt das Leben des Menschen einer zunehmenden Mechanisierung. Es ist fast, als würden wir für die Maschinen arbeiten und ihre Befehle ausführen. Die subtileren Aspekte des menschlichen Daseins wie Gefühle oder Sensibilität, die gesamte »Innenseite« des Lebens ging dabei verloren. Auch der Mensch reagiert nun zunehmend entweder positiv oder negativ, ohne noch auf Zwischentöne zu achten. Zudem scheinen wir immer stärkere Stimuli zu brauchen, um überhaupt irgendeine Reaktion zu erzielen: Zarte Reize scheinen ihre Wirkung eingebüßt zu haben. Die Musik wird immer lauter, die Farben werden greller, die Autos schneller, die Architektur geschmackloser und aufdringlicher – alles im Versuch, unsere Aufmerksamkeit zu fesseln.

Doch je stärker der Reiz, desto mehr nimmt die Sensibilität diesem Reiz gegenüber ab, sodass immer stärkere Stimuli nötig sind. Das ist ein Teufelskreis, der damit endet, dass der Mensch heute zum Extrem greifen muss, wo die Befriedigung seiner Bedürfnisse noch vor einigen Generationen ganz leicht zu bewerkstelligen war.

Auf den ersten Blick ist die Industrialisierung ein großer Erfolg, hat sie doch zu einem Anstieg des materiellen

Wohlstands geführt, wo vorher Hunger und Mangel herrschten. Dies ist der Yang-Aspekt der Industrialisierung. Doch Yang kommt nie ohne Yin daher, und der Yin-Aspekt des Prozesses führte dazu, dass wir den Kontakt zu den subtileren Aspekten des Lebens verloren haben und damit auch jene Intuition und Sensibilität, die nötig sind, um diese überhaupt wahrzunehmen. Wir haben unsere Beziehung zur feinen, inneren Seite des Lebens und der Natur leichtfertig verspielt.

Die Fortschritte in der Gartenbautechnik und der Druck des Marktes hatten zum Beispiel zur Folge, dass wir nur noch Blumen mit sehr großen Blüten in strahlenden Farben wahrnehmen. Nur das Extravagante kann unsere Aufmerksamkeit noch fesseln. Wir haben die Fähigkeit verloren, uns an den »alten«, einfachen Blüten wie denen des Löwenzahns zu erfreuen. Unsere Sinne werden heute so ausgiebig mit Reizen bombardiert, dass sie längst überstrapaziert sind und auf feine Stimuli gar nicht mehr ansprechen. Viele Menschen sind nicht mehr in der Lage, einfache Dinge zu genießen, die keinen großen Aufwand erfordern: die sanfte Brise, welche die Wasseroberfläche eines Sees kräuselt; das strahlende Grün der jungen Knospen, die sich im Frühling überall entfalten.

Kein Wunder also, dass auch die körperliche Begegnung zwischen Liebenden nicht mehr dieselbe Qualität aufweist wie früher. Es ist traurig, doch scheinbar müssen Beziehungen heute lebenssprühend, intensiv und leidenschaftlich, ja, gewaltsam sein, damit der Mensch noch das Gefühl hat, seine Partnerschaft wirke sich auf sein Leben in irgendeiner Weise aus. Gedichte aus dem Mittelalter oder der Renaissance, in denen ein Blick oder eine zufällige Berührung der Hand nahezu einen elektrischen Schlag bei den Betroffenen auslösten, entziehen sich zunehmend unserem Verständnis. In alten Filmen küssen sich Hauptdarsteller und Hauptdarstellerin am Ende, in modernen hüpfen sie gleich am Anfang miteinander ins Bett.

Bücher, wissenschaftliche Untersuchungen und die Sorge um die richtige Technik beherrschen die Sexualität. Traditionell war das anders. So hört man heute nur noch selten, dass es wichtig ist, vor dem sexuellen Kontakt gegenseitige Nähe aufzubauen. Zwei Menschen können sich lieben, ohne sich überhaupt zu berühren, nur indem sie sich als menschliche Wesen immer besser kennen lernen. Dies ist ein natürlicher und wunderschöner Prozess, doch das Paar muss sich dafür ausreichend Zeit lassen und der Versuchung widerstehen, intim zu werden, bevor das emotionale Aufeinandereinstimmen abgeschlossen ist. Wenn beide ihr gegenseitiges Verlangen wachsen lassen, dann wird es immer intensiver, während sie gleichzeitig entdecken, wie gut sie zueinander passen und wie sehr sie einander lieben. Bei diesem Vorgang verschmelzen ihre Energien miteinander. Dies ist die Grundlage für eine wirklich außergewöhnliche sexuelle Beziehung.

Sex ist die höchste symbolische Manifestation der Vereinigung von Yin und Yang auf der Ebene der menschlichen Erfahrung. In der taoistischen Tradition heißt es, Sex sei entweder das Tor zum Himmel oder zur Hölle. Sexualität kann unsere Gesundheit fördern, unsere Emotionen ausgleichen und uns zu höheren Seinszuständen führen, in denen wir die ichlose Vereinigung erleben, die sich bei der Meditation gewöhnlich erst nach Jahren der Übung einstellt. Andererseits kann ein ungeregeltes Sexualleben unsere Gesundheit schädigen und zu einer Art spirituellem Zusammenbruch führen. Da dieses Missbrauchspotenzial der Sexualität grundsätzlich innewohnt, gilt sie in vielen Kulturen als Saat des Bösen. Sexuelle Promiskuität und der Hang zu negativen sexuellen Gewohnheiten werden häufig als schlimmste Form der »Verdorbenheit« betrachtet.

Die rechte Zeit, der rechte Ort

Auch die Sexualität sollte ganzheitlich betrachtet werden, was bedeutet, dass wir die Faktoren Zeit und Raum beachten müssen. Wie jedes andere organische Element ist der menschliche Körper ja ein offenes System. Während der sexuellen Begegnung sorgt die Verschmelzung der Yin- und Yang-Aspekte der Beteiligten zu einem größeren Ganzen dafür, dass dieses System noch offener wird. Äußere Einflüsse erhalten nun eine ganz neue Bedeutung, da sie sich gerade während der sexuellen Vereinigung besonders stark auswirken. Aus diesem Grund empfehlen traditionelle Handbücher, man solle während des Liebesaktes Extreme vermeiden. Konkret heißt das: kein Sex bei übermäßig heißem oder kaltem Wetter bzw. in Zeiten extremer klimatischer Bedingungen. Außergewöhnliche klimatische Verhältnisse führten zu einem Ungleichgewicht im Qi-Fluss, was sich auf den menschlichen Körper übertrage. Außerdem sollten

Sie Sex vermeiden, wenn Sie stärksten physischen oder seelischen Belastungen unterworfen sind.

»Aus praktischen Gründen« finden die sexuellen Aktivitäten der meisten Menschen in den Abendstunden statt. Die traditionellen Lehren gehen davon aus, dass die männliche Sexualenergie am Abend stärker ist als am Morgen. Aus diesem Grund fließt auch die sexuelle Energie während abendlicher oder nächtlicher Begegnungen vom Mann zur Frau. Umgekehrt ist die weibliche Sexualenergie am Morgen stärker. Vom Sex am Morgen profitiert daher die männliche Energie.

Natürlich sollten Sie auch diesen Hinweis nicht als unerschütterliches Prinzip betrachten, sondern eher als Hintergrundinformation, die Ihnen hilft, die eigene Erfahrung besser einzuschätzen. Jedes Paar sollte für sich klären, in welcher Weise sich solche Muster in der eigenen Partnerschaft bemerkbar machen.

Wann es zu sexuellen Kontakten kommt, überlassen wir meist der Uhr unseres Begehrens und dem Faktor Gelegenheit. Doch wir sollten zumindest versuchen, das oben Gesagte in unsere Beziehung einzubringen.

Was den Raum angeht, so ist eine ausgewogene, ruhige Umgebung dem sexuellen Erleben förderlich. Ein möglichst ungestörter und geschützter Ort ist natürlich am besten. Ein gemütliches Schlafzimmer mit gutem Feng Shui (wie in Kapitel 3 vorgestellt) ist hier ideal. Es gibt Menschen, die süchtig nach Abwechslung sind und daher ungewöhnliche, exotische Orte für die Vereinigung bevorzugen, um so einen Extrakick zu erhalten. Doch auf die Dauer werden sie sich mit den negativen Folgen dieses Verhaltensmusters auseinander setzen müssen. Kreativität ist in Ordnung. Es gibt nichts dagegen einzuwenden, wenn man die ausgetretenen Pfade der Routine verlässt. Doch die traditionellen Vorgaben bieten immer noch genug Raum für schöpferischen Ausdruck. Abwechslung und Kreativität entstehen zum Beispiel, wenn man sich von einem ausgewogenen, friedlichen Ort an einen anderen begibt. Auf diese Weise vermeiden wir, uns den unnötigen Risiken auszusetzen, die sich aus einer schlecht ausbalancierten oder gar gefährlichen Umgebung ergeben.

Die beste Technik

Erfüllung kommt von innen, nicht von außen. Viele Ratgeber konzentrieren sich weitgehend auf sexuelle Techniken. Das hat durchaus seine Berechtigung, doch leider gibt es keine Techniken, Stellungen oder Hilfsmittel, welche den wichtigsten Faktor der sexuellen Vereinigung ersetzen können: Liebe. *Liebe ist die beste »Technik« überhaupt.* Wenn Gefühle und Anziehung vorhanden sind, wird die Vereinigung dieser Energien die sexuelle Erfahrung des Paares in ungekannte Höhen katapultieren, ganz gleich, wie aktiv es ist. Eine einfache Umarmung, ein Kuss, ja, sogar simples Händchenhalten bringen dann tiefe innere Befriedigung mit sich. Fehlt es an der Liebe, so lässt eine rein körperliche Stimulation Sie müde und leer zurück – was sich in einem deutlichen Energieabfall nach dem Höhepunkt bemerkbar macht.

Bei der sexuellen Begegnung ist es wichtig, sensibel

auf die Rhythmen und Verhaltensweisen des anderen einzugehen. Es ist gut, wenn die Partner gemeinsam zum Höhepunkt kommen. Dies erfordert Geduld, Bewusstheit, wechselseitiges Aufeinandereingehen und Sensibilität. Bei Männern ist der zeitliche Rahmen der sexuellen Begegnung recht offensichtlich. Bei Frauen ist der Spannungsbogen der sexuellen Erregung weniger leicht erkennbar. Auch die Zeichen der sexuellen Erregung sind beim weiblichen Geschlecht individueller und subtiler. Vergessen Sie nicht: Männer brauchen (im Normalfall) Raum, Frauen Zeit. Diese beiden Zyklen lassen sich nur in Einklang bringen, wenn der Mann liebevoll auf die Frau eingeht und die Frau ihn offen an ihrem Empfinden teilhaben lässt. Über die physiologischen Anzeichen des sexuellen Spannungsbogens ist viel geschrieben worden. Doch wenn es an Liebe fehlt, werden die Partner wenig Lust verspüren, auf diese Zeichen einzugehen. In einer Beziehung, in der nur ein Partner Befriedigung erfährt, wird sich der andere früher oder später aus der Bindung lösen. Die Theorie von Yin und Yang besagt, dass bei einer einseitigen Beziehung das Tai Chi (die Welt) der Beziehung immer stärker zusammenschmilzt. Nur wenn die nötige Balance vorhanden ist, kann das Tai Chi (das Beziehungsganze) gedeihen.

Es geht also um Liebe und nicht ums »Liebemachen«. Die körperliche Stimulation dauert nur kurz an, wie angestrengt man auch versuchen mag, sie zu verlängern. Natürlich gibt es einige Hilfsmittel, die hier nützlich sind. Dienlich ist alles, was eine gute Atmosphäre schafft: Kerzen, Weihrauch, frische Blumen und Duftöle verstärken und unterstützen Gefühle, die im Keim bereits vorhanden sind, sodass es uns leichter fällt, sie auszudrücken. Auch eine sanfte, gründliche Massage mit Sesamöl ist ein schönes Vorspiel. Das Öl reinigt und fördert nebenbei noch die innere Hitze. Wenn Liebe als Grundlage vorhanden ist, sorgen Sanftheit, Sensibilität und Offenheit für die Bedürfnisse des anderen dafür, dass die Beziehung lange hält.

Am Höhepunkt haben wir erst die Hälfte des Weges zurückgelegt

Die Energien von Yin und Yang haben einen grundsätzlich verschiedenen Charakter. Yang ist mit Manifestation verbunden. Es drängt nach außen, ist aggressiv, dynamisch und sucht nach Ausdehnung. Yin hingegen ist nach innen gerichtet, subtil, reaktiv und zurückgezogen. Der höchste Ausdruck der Yang-Energie ist das Erreichen eines Zieles. Die Yin-Energie hingegen führt uns vom Ziel zurück zum Ausgangspunkt. Der Höhepunkt ist, als würden wir den Gipfel eines Berges erreichen. Für die Yang-Energie ist dies das Ziel, der Rest zählt nicht mehr. Vom Yin-Standpunkt aus betrachtet, ist die Reise nicht beendet, bevor wir vom Berggipfel nicht wieder herabgestiegen sind.

Männer berücksichtigen häufig nur den Manifestationsaspekt und sind sich der Bedeutung der zweiten Hälfte der Reise gar nicht bewusst. Für Frauen hingegen ist sie genauso wichtig wie der erste Teil. Für sie ist es von enormer Bedeutung, dass der gesamte Prozess zu

zweit erfahren wird. Der Mann muss also begreifen, wie wichtig es ist, den ganzen Zyklus zu durchleben.
Die Yin-Yang-Theorie gibt uns noch einen weiteren wertvollen Hinweis zur »Technik der zeitlichen Verlängerung«. Wenn die Stimulation der Genitalien zu stark wird, sodass die Ejakulation unmittelbar bevorzustehen scheint, sollten wir die überschüssige Energie in den Genitalien ausbalancieren, indem wir uns auf das andere Ende des Körpers konzentrieren – auf den Scheitel. Wenn wir unsere Aufmerksamkeit dorthin richten, können wir die Energie erneut im gesamten Körper verteilen. Auf diese Weise lässt sich die sexuelle Begegnung entsprechend verlängern, sodass es zu einem harmonischeren Energieaustausch kommt.
Yang ist von Natur aus dynamisch und drängt nach außen. Um es auszugleichen, muss es zurückgehalten oder kontrolliert werden (Yin). Das eher reservierte und zurückhaltende Yin hingegen braucht schrankenlose Offenheit (Yang), um zum Ausgleich zu gelangen. Anders ausgedrückt: Männer, die Träger der expansiven Energie, sollten diese kontrollieren. Frauen, die Trägerinnen der zurückhaltenden Energie, sollten sich dagegen mehr gehen lassen. In der sexuellen Begegnung heißt dies, dass der Mann nach Möglichkeit Zurückhaltung übt, während die Frau loszulassen lernen muss. Hält der Mann sich zurück, kann er den Höhepunkt hinausschieben. Lässt die Frau sich gehen, kommt sie schneller zum Höhepunkt. Wenn also beide Geschlechter nach dem Ausgleich in sich selbst streben, kommen männliche und weibliche Energie gemeinsam und harmonisch zum Höhepunkt.
In einer Symphonie nimmt die Musik uns auch auf eine

Reise mit, führt uns zum Höhepunkt und bringt uns am Ende wieder an den Ausgangspunkt zurück. Dies ist ein gutes Beispiel für die sexuelle Begegnung. Die Symphonie bricht nicht einfach nach dem dritten Satz ab. Die sexuelle Begegnung sollte dies auch nicht tun.

Sex und Gesundheit

Dass Sex im Leben und in der Beziehung eine wichtige Rolle spielt, ist den meisten Menschen klar. Die wenigsten wissen allerdings, dass er auch für die Gesundheit von enormer Bedeutung ist.

Ausgewogener Sex fördert die Gesundheit, nicht ausgewogener hingegen hat negative Auswirkungen auf unser Wohlbefinden. In der uralten Tradition des Taoismus hat man sich seit jeher auch mit der Sexualität auseinander gesetzt. Daraus entwickelte sich eine der ältesten tantrischen Lehren der Welt. Mit »Tantra« ist eine Form der Sexualität gemeint, welche die geschlechtliche Energie zur Erlangung höherer Bewusstseinszustände nutzt. Wie wir bereits erwähnt haben, sind an jeder Form menschlicher Aktivität drei Aspekte beteiligt: Zeit, Raum und der Mensch selbst. Auch im Sex kommt es also auf die rechte Zeit, den rechten Ort und den richtigen Partner an.

Einige wenige Grundprinzipien können uns daher helfen, im Kontext sexueller Beziehungen unsere Gesundheit zu bewahren:

- *Achten Sie auf äußere Faktoren und Ereignisse.* Dieser Ratschlag bezieht sich vor allem auf die Zyklen des sexuellen Begehrens und die Rhythmen der Natur. Die sexuelle Vereinigung ist ein Augenblick äußerster Offenheit und Verletzlichkeit, in der beide Partner äußeren Einflüssen ungeschützt ausgeliefert sind. Daher sollte man sexuelle Begegnungen vermeiden, wenn der Himmel in Aufruhr ist: zum Beispiel wenn es stürmt, extrem heiß oder kalt ist oder andere außergewöhnliche Wetterphänomene sich bemerkbar machen. Unsinnigerweise verkriechen die Menschen sich gern gemeinsam im Bett, wenn während eines heftigen Gewitters der Strom ausbleibt. Trotzdem ist das nicht unbedingt der beste Zeitpunkt für eine romantische Nacht. Traditionell rät man von Sex bei Voll- oder Neumond ab. Auch während der Winter- bzw. Sommersonnenwende bzw. den Tagen der Tag-und-Nacht-Gleiche wird der Liebesakt als energetisch ungünstig betrachtet.
- *Zu sexuellen Begegnungen sollte es nur kommen, wenn Sie körperlich und seelisch in der richtigen Stimmung sind.* Lassen Sie sich nie auf Sex ein, wenn Sie zu müde sind, zu viel getrunken haben, zu hungrig sind oder zu viel gegessen haben. Auch Depression, Wut oder innere Erschütterung sind nicht unbedingt gute Begleiter für ein intimes Beisammensein. Wenn Sie sich in solch einem Zustand auf sexuelle Handlungen einlassen, riskieren Sie, noch mehr Energie zu verlieren, statt von der Vereinigung mit einer komplementären Energie zu profitieren. Leider benutzen viele Menschen die Sexualität, um ihren Depressionen zu entkommen. Letztlich näh-

ren sie damit aber nur ihre depressive Verstimmung. Frauen sollten beim Sex während der Schwangerschaft Vorsicht walten lassen, da zu starke körperliche Reaktionen den Fötus schädigen können.

- *Vermeiden Sie das Übermaß ebenso wie die völlige Abstinenz.* Ein Übermaß an Sex raubt Ihnen Energie und fördert den Alterungsprozess. (Meist versucht man durch exzessiven Sex, einen Mangel auszugleichen. Daher folgen darauf so häufig Depressionen und das Gefühl innerer Leere.) Zu wenig Sex führt oft zu Frustration und schlechter Laune, wenn man die Energie nicht richtig ableitet. Meist versucht man, das Fehlende auf anderem Gebiet auszugleichen, zum Beispiel beim Essen oder beim Spiel.
- *Folgen Sie den Rhythmen der Natur.* Der Winter ist kälter als der Sommer. Junge Menschen sind aktiver als alte Menschen. Dies lässt sich auch bei der Sexualenergie beobachten. Die Energie keimt im Frühjahr auf, erreicht ihren Höhepunkt im Sommer und wird im Herbst wieder weniger. Daher sollten wir im Frühling und Sommer mehr Sex haben als im Herbst oder Winter. Außerdem haben wir im Normalfall mehr Sex in der Jugend. Diese Häufigkeit und Intensität im Alter um jeden Preis aufrechterhalten zu wollen widerspricht den Rhythmen der Natur.

Acht Förderliche und Sieben Schädliche Faktoren

In traditionellen Lehrbüchern finden sich viele konkrete Ratschläge für die Gestaltung der sexuellen Begegnung. Der Taoismus hat die Lehre von den Acht Förderlichen und Sieben Schädlichen Faktoren entwickelt. Dabei geht es darum, wie man die sexuelle Energie im Alltag fördert und wie man vor, während und nach dem Akt damit umgeht.

Bei den Acht Förderlichen Faktoren geht es um die Frage, was wir im Alltag, während des Aktes und danach tun können, um die Energien ins Gleichgewicht zu bringen.

1. »Füttern« Sie jeden Tag Ihr Qi! Meditieren Sie am Morgen gleich nach dem Erwachen. Strecken Sie beim Sitzen die Wirbelsäule, entspannen Sie den Lendenbereich, um dann den Damm (die Muskeln zwischen After und Peniswurzel bzw. Mündung der Harnröhre) anzuspannen. Dann stellen Sie sich vor, dass ein Energiekreis Ihre Genitalien umgibt. Wenn Sie diese Übung täglich mindestens 20 Minuten lang machen, wird es Ihnen nie an sexueller Energie mangeln.
2. »Schlucken« Sie Qi! Während der Meditation sammelt sich eine größere Menge Speichel im Mund an. Schlucken Sie ihn und stellen Sie sich vor, wie er zu den Genitalien hinunterwandert.
3. Achten Sie auf den Rhythmus! Ziehen Sie das Vorspiel so lange hin, bis beide Partner heftiges Begeh-

ren empfinden. Erst dann sollten Sie die Vereinigung vollziehen.

4. Während der Vereinigung entspannen Sie die Muskulatur rund um die Wirbelsäule, spannen Sie dafür den Damm (siehe Punkt 1) an und lenken Sie das Qi auf diese Weise abwärts.
5. Während der Vereinigung sollten Sie sehr schnelle, ruckartige und brüske Bewegungen meiden. Je langsamer man sich bewegt, desto mehr Yin- und Yang-Energie fließt zwischen den Partnern, sodass es zu einem intensiveren Austausch kommt.
6. Männer sollten nur mit einer Erektion sexuelle Aktivitäten pflegen und diese beenden, wenn keine Energie mehr vorhanden ist. Auf diese Weise halten bzw. sammeln sie ihr Qi.
7. Nach der Vereinigung sollten Sie sich friedlich ausruhen. Stellen Sie sich vor, wie Energie über die Wirbelsäule nach oben steigt und auf der Vorderseite des Körpers wieder nach unten fließt.
8. Der Mann sollte sich von der Frau zurückziehen, solange er noch eine Erektion hat. Er sollte nicht warten, bis sein Glied schlaff ist.

Die Sieben Schädlichen Faktoren legen fest, unter welchen Umständen sexuelle Begegnungen energetisch schädlich sind:

1. Wenn einer der Partner Schmerzen oder unangenehme Gefühle in den Genitalien aufweist,
2. wenn die körperliche Aktivität zu anstrengend ist,
3. wenn Trägheit oder übermäßiger Genuss zu Schwäche geführt hat,

4. wenn der Mann zwar Begehren empfindet, aber keine Erektion hat (zwingen Sie sich oder Ihren Partner zu nichts [siehe auch Punkt 6]),
5. wenn einer der Partner emotional zu erregt oder zu ängstlich ist,
6. wenn die Frau kein Begehren empfindet, der Mann aber verzweifelt versucht, es zu wecken (bei solch einer Vereinigung kommt es nicht zum energetischen Austausch),
7. wenn nicht genug Zeit ist, anders gesagt, wenn keine Zeit für ein Vorspiel oder für den Aufbau der emotionalen Verbindung ist. Vollführt man den Liebesakt zu hastig, verschwendet man Energie und verhindert die positiven Auswirkungen.

Beachten Sie diese Regeln, fördert Ihr Sexualleben Ihre Gesundheit ebenso wie Ihre Beziehung. Sie werden jung bleiben oder sich jung fühlen. Gehen Sie mit Ihrer Sexualität aber nicht pfleglich um, können Sie schneller altern und gesundheitliche Probleme bekommen, die zwar nicht so gravierend sein müssen, aber dennoch real sind.

Die oben genannten Punkte scheinen auf den ersten Blick die männliche Energie zu bevorzugen, doch die genannten negativen Punkte schaden der Frau genauso. Wenn der Mann alles richtig macht, profitiert auch seine Partnerin davon.

Gegenseitige Anziehung und Leidenschaft sind in jedem Fall wichtiger als Technik. Sexuelle Aktivitäten sollten nie nur von einer Person ausgehen. Wenn das Verlangen auf beiden Seiten vorhanden ist, profitieren beide Partner. Ist das Begehren einseitig, verliert zunächst einmal nur eine Seite. Doch wenn eine Seite verliert, verlieren in Wirklichkeit beide.

Allerdings kommt es höchst selten vor, dass die Partner dasselbe empfinden. Daher ist es so wichtig, das Verlangen beider bis zum annähernd gleichen Punkt zu steigern. Gelingt dies nicht, so sollte der Liebesakt verschoben werden, bis beide ihn mit gleicher Intensität wünschen.

Viagra: die sexuelle Kreditkarte

Als Pfizer, ein gigantischer Pharmakonzern, 1998 sein Potenzmittel Viagra auf den Markt brachte, sorgte dies für Aufruhr in der Medizinergemeinde – und bei den Männern in aller Welt. Das Medikament war ein gewaltiger Marketingerfolg.

Dieses Mittel und viele ähnliche, die bald den Markt überschwemmen werden, ist zur Behandlung sexueller Funktionsstörungen gedacht, wird aber in einer Weise gebraucht, die mehr Schaden anrichtet als Nutzen bringt. Sie wird eingesetzt, wenn die nötige Energie fehlt. Das ist, als würde man den letzten Tropfen Öl aus einer versiegenden Quelle pumpen.

Einige Dinge, welche scheinbar die sexuelle Leistungsfähigkeit steigern, schaden ihr in Wirklichkeit. Das ist so ähnlich wie mit Kreditkarten. Auch diese erwecken für kurze Zeit den Eindruck von Reichtum, während sie in Wahrheit enorme finanzielle Probleme schaffen.

Viagra nämlich kann keine sexuelle Energie erzeu-

gen. Es hilft nur dabei, sie zu verbrauchen. Das ist, als würden wir mit unserer Kreditkarte immer weiter einkaufen, obwohl wir schon längst kein Geld mehr auf dem Konto haben, um für unsere Wünsche auch zu bezahlen. Doch am Ende kommt unweigerlich die Rechnung. In sexueller Hinsicht geschieht dies durch vorzeitiges Altern, durch Schwächung der Nierenfunktion und des Urogenitaltraktes, durch vermehrte Belastung des Herzens usw. Und es ist nicht ausgeschlossen, dass sich in Zukunft noch gravierendere Nebenwirkungen zeigen. Außerdem wirkt Viagra sehr einseitig: Es stärkt die Yang-Seite, was wiederum zum fehlenden Ausgleich auf der Yin-Seite führt.
Die besten Aphrodisiaka sind ein gesunder Körper, ausgeglichene Emotionen und tiefe Liebe. Meditation, Qi-Pflege und Sensibilisierungsübungen können dazu beitragen, die eigenen Energiequellen wieder aufzufüllen.

Wie man sexuelle Energie lenkt

Alleinstehende träumen häufig von jemandem, der sie liebt. Sogar Menschen, die in einer Beziehung leben, passiert es hin und wieder, dass sie sich frustriert fühlen und sich Tagträumen hingeben, während sie von ihrem Partner getrennt sind.
Wenn die sexuelle Energie zu stark wird, manifestiert sie sich in Nervosität, Ungeduld oder Reizbarkeit. Einige Menschen bauen sie beim Sport ab, andere bei harter

Arbeit oder körperlicher Anstrengung. Der Taoismus lehrt, dass wir diese Energie durch Meditation oder Qi Gong in Qi umwandeln können. Auf diese Weise verjüngen und stärken wir unseren Körper. Solche Übungen gehören zur »inneren Alchemie« des Taoismus. Für liebende Paare gibt es eine Visualisierungstechnik, die sich auf beide Partner positiv auswirkt.

Wenn zwei Menschen in einer Beziehung leben, dann sind sie bereits energetisch miteinander verbunden. Diese Verbindung besteht auch auf der Ebene der *Information*. So können sie sich in Zeiten der Trennung den Partner vorstellen, wenn sie erotisches Verlangen fühlen, und ihm behutsam ihre Energie schicken. Erotische Fantasien sind damit allerdings nicht gemeint. Es geht keineswegs um erregende Tagträume, sondern um die abstrakte Übermittlung von Energie.

Diese Technik funktioniert allerdings nur bei Partnern, die sich bereits recht gut kennen und füreinander offen sind, da nur solche Paare wirklich geben und nehmen können. Wenden Sie diese Methode bei (eigentlich: auf) Menschen an, mit denen Sie keine Beziehung und keine gemeinsame energetische Ebene haben, schaffen Sie damit nur mehr Probleme, als zuvor schon da waren. Dies führt möglicherweise zu einer einseitigen Besessenheit Ihrerseits, die Ihnen Energie raubt, da Sie ja welche aussenden, ohne etwas zurückzubekommen. Und unter Umständen lösen Sie beim begehrten Gegenüber damit nur Ärger aus.

Viele Menschen glauben, dass Visualisierungen »reine Einbildung« seien, die zu nichts führe. In Wirklichkeit aber sorgt die Natur immer dafür, dass die Energie Kanäle findet, durch die sie fließen kann. Die Frage ist nur, ob die Kanäle in dem betreffenden Moment auch offen sind. Diese Art der Visualisierung öffnet gleichsam das Tor. In einer bestehenden Beziehung sind die Kanäle bereits da. Ist die energetische Bindung gefestigt, dann will die Energie zum Partner fließen, um diesen aufzubauen. Man muss sie nicht einmal willentlich »abschicken«. In solch einer Beziehung fließt die Energie schon, wenn wir nur einen einfachen Entschluss fassen. Und sie kehrt – durch die andere Energie verwandelt – mühelos zum Ausgangspunkt zurück, um den Kreislauf zu vollenden. Auf diese Weise stützt sie beide Partner und verteilt sich sachte und mühelos zwischen ihnen.

Ein Liebestrank

Sexualität ist ein Grundbedürfnis, das allen Menschen zu Eigen ist. Ob wir nun reich oder arm, schön oder hässlich sind – die Erfahrung von Lust und Erregung ist bei jedem existent. Sex spielt eine wichtige Rolle bei der Herstellung und Erhaltung unserer körperlichen und geistigen Gesundheit. Er schenkt uns Energie und Antriebskraft. Daher ist ein befriedigendes Sexualleben von entscheidender Bedeutung. Obwohl sich viele Menschen aus religiösen Gründen in Enthaltsamkeit üben, ist bei uns »Normalbürgern« eine gesunde sexuelle Beziehung der einzige Weg, um die Energien im Gleichgewicht zu halten.

Der Ausdruck der eigenen Sexualität ist wie ein zweischneidiges Schwert. Sexualität kann uns zu einem er-

füllten Leben verhelfen, doch wenn wir sie missbrauchen, kehrt sie sich auf äußerst zerstörerische Weise gegen uns. Es gibt zahllose Techniken, Nahrungsmittel, Arzneien und sonstige Hilfsmittel, welche die sexuelle Erfahrung intensivieren sollen – die einzig wahre Grundlage der Sexualität aber liegt in uns.
Daher gibt es nur einen echten Liebestrank: Man nehme vier Teile Zuneigung, drei Teile Leidenschaft, zwei Teile innere Verbundenheit und einen Teil Zärtlichkeit. Diese Ingredienzen mische man mit Geduld und offenem Herzen und würze sie mit Sensibilität und Sanftmut. Verabreichen Sie diesen Trank täglich, und Sie werden bald feststellen, dass das dadurch entstehende Begehren automatisch zu Einigkeit und Erfüllung führt.

9

Das Wunder des Alltags

Die Aussage, dass Liebesbeziehungen Yin-Yang-Beziehungen sind, wirkt auf den ersten Blick ein wenig zu simpel; doch wenn wir das Yin-Yang-Symbol noch einmal aufmerksam betrachten, fällt unser Blick von Neuem auf die geschwungene Linie, welche die beiden Bereiche trennt, und wir erkennen, dass jede Beziehung dynamisch ist, dass sie ständigen Wandel und ständige Veränderung verlangt. Der hektische Rhythmus des modernen Lebens verstärkt die grundsätzliche Dynamik zusätzlich, was einen noch schnelleren Wechsel zur Folge hat. In solch einem dynamischen System Stabilität herzustellen ist heute weit schwieriger als früher. Vielleicht waren die Dinge ja in vollkommenem Gleichgewicht, als Sie und Ihr Partner sich kennen lernten und eine Beziehung eingingen, doch heute gerät das sicher Geglaubte nur allzu leicht ins Schwanken, und Menschen leben sich beinah so schnell auseinander, wie sie sich verbinden.

Je mehr wir uns von der höheren, abstrakten Ebene ab- und der konkreten zuwenden, desto komplizierter wird alles. Kultur, Religion, familiärer Hintergrund, Erziehung, Beruf, die wirtschaftliche Lage – all das übt seinen Einfluss auf unsere Partnerschaft aus. Diese

Faktoren haben sich im modernen Leben sogar noch verstärkt, weil es ja viel häufiger zu interkulturellen Kontakten kommt als früher.

Trotz all dieser Hürden und Hindernisse bleibt das Grundmuster von Yin und Yang dasselbe. Auf welcher Ebene wir uns auch befinden, wir sollten immer auf die energetischen Muster unterhalb der Oberfläche der Erscheinungen achten. Diese grundsätzlichen Energiemuster bleiben gleich, selbst wenn sich die Ebene ändert, und so bleibt auch der Modus gleich, mit dem wir sie wiederherstellen können.

Viele Differenzen zwischen den Partnern werden während der Flirtphase geklärt, bevor zwei Menschen beschließen, sich zusammenzutun. Einige Herausforderungen bleiben jedoch bestehen. Das Problem auf der Alltagsebene besteht schlichtweg darin, genügend abstrakte Klarheit einfließen zu lassen, damit wir einige der scheinbar unentwirrbaren Knoten aufdröseln können. Dann löst sich das, was vorher so chaotisch erschien, in der Klarheit der höheren Ordnung auf – und nimmt ein anderes Energiemuster an.

Die besten Tricks, um Schwierigkeiten zu beheben, sehen auf den ersten Blick einfach, ja geradezu banal aus. In Wirklichkeit aber sind sie ausgesprochen hilfreich, weil sie auf den ewigen Grundmustern von Yin und Yang beruhen. Für die folgenden Ratschläge gilt das ebenso. Sie wirken platt und alltäglich, doch allein darüber nachzudenken zeigt uns, wie ein klares Verständnis der Kräfte von Yin und Yang hilft, unsere täglichen Probleme auf einfache, natürliche, manchmal auch schicksalhafte Art zu lösen.

Vielleicht hast du ja Recht, mein Schatz

Im Alltag bietet jede Kleinigkeit Anlass zum Streit. Paare können sich über alles Mögliche in die Wolle kriegen, vom Haushalt bis hin zur Politik. Beide Partner sind gewöhnlich von der Richtigkeit ihrer Meinung überzeugt. Doch Auseinandersetzungen über Kleinigkeiten schaukeln sich schnell zu ernsthaften Differenzen auf, sogar dann, wenn es sozusagen nicht »ums Prinzip« geht (dann vielleicht ganz besonders). Auf die Dauer kann dies recht negative Auswirkungen auf die Beziehung haben. Wenn es also zu Streitigkeiten kommt und Sie absolut sicher sind, dass Sie Recht haben, könnten Sie doch zumindest versuchshalber einmal in Betracht ziehen, dass der Partner vielleicht – nur vielleicht – Recht haben könnte ... und das dann auch noch offen aussprechen. Schließlich haben Sie ja nichts zu verlieren. Der Satz »Vielleicht hast du ja Recht, mein Schatz!« ist ein wahres Power-Mantra, wenn es um Streitigkeiten in Liebesdingen geht.

Auch elegante Ablenkungsmanöver sind ein gutes Mittel, um einen Streit zu beenden. Zumindest lösen sich dadurch die Hitze und Anspannung des »Gefechts« auf. Ich kannte einmal ein altes chinesisches Ehepaar. Der Mann war pensionierter Armeegeneral. Jahrelang besuchte ich die beiden jeden Samstagnachmittag und blieb zum Abendessen. Es handelte sich um ein sehr kultiviertes Paar. Beide Partner hatten ihre eigene, wohlbegründete Meinung zu allen möglichen Themen. Als

sie die achtzig überschritten hatten, versagte bei beiden mitunter das Gedächtnis, und es kam zu Streitereien über einzelne Fakten. Doch die Technik, mit der sie solche Differenzen lösten, war einmalig. Wann immer sie sich nicht einigen konnten, schlossen sie eine Wette um fünf Dollar ab. Dann forschten sie nach, wer von beiden Recht hatte. Der Gewinner bekam das Geld. Jeder hatte seine eigene Spardose für den Gewinn. Manchmal verglichen sie ihre Gewinne miteinander, um zu sehen, wer denn nun das bessere Gedächtnis habe. Damit konnten sie einander richtig necken. Auf diese Weise wurde etwas, was zu einer sehr schlechten Gewohnheit hätte werden können, in ein lustiges Spiel verwandelt, das beiden viel Freude bereitete.
Wenn Sie einfach nur einen Schritt zurücktreten können, sobald Sie glauben, Recht zu haben, werden Sie feststellen, dass die Welt plötzlich größer geworden ist und Sie mehr Raum zum Atmen haben.

Freude an den kleinen Dingen des Lebens – jetzt

Die meisten Menschen konzentrieren sich in ihrem Leben ständig auf irgendwelche größeren Ereignisse in der Zukunft. Und so versuchen sie, dem Partner eine unerwartete, große Freude zu machen, auf die sie lange hinarbeiten: ein toller Diamantring, ein Überraschungsurlaub in der Karibik, eine besonders aufwändige Geburtstagsparty. Dies gilt vor allem dann, wenn sie das

Gefühl haben, sich in der Vergangenheit falsch verhalten zu haben.
Im »wirklichen« Leben aber geht es um das Heute. Wenn dieses vorüber ist, dann ist es unwiederbringlich verloren. Und die Freuden, die morgen auf uns warten, können den Kummer der Vergangenheit nicht ausgleichen. Es ist also besser, wir leben in der Gegenwart. Eine kleine Freude heute ist jetzt greifbar – anders als das Mega-Event in der Zukunft. Ein gemeinsamer Spaziergang im Park bedeutet manchmal mehr als irgendwelche tollen Ferien, die erst in zwei oder drei Jahren fällig sind. Wenn Sie sich die wirklich wichtigen Begebenheiten in Ihrem Leben ins Gedächtnis rufen, werden Sie feststellen, dass sie nur ganz selten zu den so genannten großen Ereignissen wie Schulabschlussfeier, Hochzeit usw. gehören. Meist handelt es sich um kleine Dinge: am Weihnachtsabend im Schnee spielen, ein so nicht erwartetes Gespräch, das Ihnen mehr gebracht hat, als jede feierliche Zeremonie dies könnte.
Die »Perlen« im Leben und in der Liebe sind auf der dünnen Kette des Alltags aufgereiht, nicht auf dem klobigen Reifen der Ehrentage.

Sagen Sie nie: »Wie oft soll ich denn noch ...?«

Dies ist wohl einer der häufigsten Sätze, wenn es zwischen zwei Menschen zum Streit kommt. Sehr aussa-

gekräftig ist er zwar nicht, doch ihm wohnt die Macht inne, das Gegenüber zur Weißglut zu treiben.
Warum also kommt Ihre Botschaft beim anderen nicht an? Vielleicht weil Ihr Gegenüber sie schon zu oft gehört hat und längst weiß, was er in dieser Hinsicht zu tun gedenkt. Was in den meisten Fällen heißt: nichts.
Manchmal allerdings ist der Satz auch nur Ausdruck der Verzweiflung. Wir wollen den anderen damit gar nicht erreichen. Möchten wir allerdings tatsächlich, dass er uns zuhört, dann sollten wir uns fragen, was an unserer Botschaft nicht stimmt, da sie doch offensichtlich ihren Zweck nicht erfüllt.
Wie wir bereits dargelegt haben, manifestiert sich alles von innen nach außen. Daher sollten Sie sich in dieser Situation zunächst einmal selbst erforschen. Was geht denn nun wirklich in Ihnen vor? Wenn Sie dies nicht klären, werden Sie die obige Bemerkung immer weiter wiederholen, und zwar mit dem gewohnten Wirkungsgrad – nämlich null.

Schlüpfen Sie in die Gegenrolle

Die Gegenrolle kann zum Beispiel die des Unterstützers sein. In einer Partnerschaft ist einer der Partner meist eher yang-, der andere eher yinbetont. Im Alltag allerdings wechselt die Rollenverteilung recht häufig. Ist Ihr Partner Yang, spielen Sie die Yin-Karte – und umgekehrt. Yang und Yin ergänzen einander, Yin und Yin nicht, Yang und Yang auch nicht.

Wenn einer der Partner unter starkem Stress steht, sollte der andere ihn unterstützen. Wenn der eine aggressiv ist, sollte der andere nachgeben, bis die Lage der Dinge sich ändert und er selbst die nach vorn drängende Rolle übernehmen kann. Ist ein Partner überreizt oder zu optimistisch, sollte der andere ruhig und vorsichtig agieren.

Schluss mit der Routine

In der Flirtphase oder zu Beginn der Beziehung ist die Welt voller Wunder: Konzerte, Tanz, Partys, Wandern, philosophische Gespräche, Dichtung, romantische Abendessen usw. Permanenter Funkenregen, ständig etwas Neues. Der Rhythmus wechselt in einem fort. Doch wenn die Beziehung andauert und sich festigt, schleicht sich mit einem Mal Routine ein: einkaufen, Wäsche waschen, die Kinder wegbringen und dergleichen. Die Romantik ist weg – man konzentriert sich aufs Fernsehen, auf die Arbeit und die Kinder. Viele Menschen beklagen sich, dass sie so »eingespannt« und meist viel zu müde sind. Gleichzeitig scheint niemand etwas dagegen unternehmen zu wollen. Das Leben wird fad und anstrengend. Das Wunder und die Aufregung in der Beziehung sind verschwunden.

Versuchen Sie, die Alltagsroutine von Zeit zu Zeit zu überwinden. Tun Sie hin und wieder etwas Spontanes, ja, »Verrücktes«. Wenn Wasser durcheinander gewirbelt wird, sorgen die sprudelnden Bläschen dafür,

dass der Sauerstoffgehalt steigt und das kostbare Nass lebendiger wird. Legen Sie alte Muster ab. Gehen Sie schick zum Essen aus – einfach so. Kaufen Sie einen Strauß Blumen ohne Grund. Kleine Überraschungen sind meist besser als große Geschenke, die irgendwann einmal eintrudeln werden.
Nutzen Sie den Rhythmuswechsel und die kleinen Überraschungen, um sich wieder ineinander zu verlieben.

Gönnen Sie sich gegenseitig eine Auszeit

Ein Sprichwort besagt, dass ein Wiedersehen nach kurzer Trennung oft schöner ist als eine neue Hochzeit. Lange Trennungen können einer Beziehung leicht den Garaus machen, eine kürzere Trennung hingegen fördert die Romantik. Leider liegt es in der menschlichen Natur, das, was bereits unser ist, für selbstverständlich zu halten. Alles, woran wir gewöhnt sind, schätzen wir bald nicht mehr. Dies gilt besonders für Paare, die schon sehr lange zusammenleben. Sie verlassen sich einfach auf die gegenseitige Hilfe und Unterstützung, ohne noch zu merken, wie einzigartig diese im Grunde »normalen« Dinge sind.
Wenn ein Paar gelegentlich getrennte Wege geht, lernen die Partner den Wert des anderen wieder neu zu schätzen. Besucht die Frau einige Tage lang ihre Eltern, will der Mann vielleicht seine Freiheit genießen. Schon bald aber wird er feststellen, dass sich im Alltag mit einem

Mal eine gähnende Leere auftut, die er allein nicht zu füllen vermag. Und dass er plötzlich mit Dingen konfrontiert ist, die er normalerweise nicht selbst erledigen muss.

Es lebe der kleine Unterschied

Männer und Frauen mögen gleich sein, aber im Wesen sind sie doch grundverschieden. Erwarten Sie also nicht, dass Ihr Partner genauso handelt, denkt oder reagiert wie Sie. Da Männer prinzipiell von Yang-Energie, Frauen von Yin-Energie geprägt sind, ist dieser Unterschied etwas ganz Natürliches.

Männer halten Frauen häufig für unlogisch. Umgekehrt finden Frauen Männer manchmal ein wenig festgefahren und mechanisch, vor allem in Liebesdingen. (Interessanterweise taucht dieser Unterschied im Arbeitsleben nicht auf.) Ein überraschender Blumenstrauß kann einer Frau tagelang Freude bereiten; macht sie aber ihrem Liebsten ein Geschenk, sagt er unter Umständen einfach: »Danke«, legt es beiseite und setzt sich wieder vor den Fernseher ...

Eine Frau bittet einen Mann um einen Gefallen und erklärt wortreich, worum es geht. Der Mann hingegen möchte die Sache einfach schnell erledigen und findet das ganze Gerede völlig überflüssig. Für die Frau aber ist ebendiese Unterhaltung der Punkt, auf den es ihr ankommt. Frauen richten ihr Augenmerk nun einmal eher auf den Prozess, Männer auf das Resultat.

Wären Männer und Frauen wirklich vollkommen gleich, wäre die Welt ziemlich langweilig. Daher sollten wir von unserem Partner nicht erwarten, dass er immer so reagiert, wie wir es in der gleichen Situation täten. Vielmehr sollten wir endlich lernen, die Unterschiede zu akzeptieren, uns darüber zu freuen und damit zu spielen. Machen Sie sich klar, wie wertvoll dieser »kleine Unterschied« ist.

Niemand ist perfekt!

Doch nicht nur der kleine Unterschied macht Probleme, da sind auch noch die kleinen Unvollkommenheiten, die jeder so hat.
Viele Menschen behalten die eine oder andere schlechte Angewohnheit ihr Leben lang bei. Wenn wir unser Dasein mit solch einem Zeitgenossen verbringen, kann sich dies zu einem Quell von Enttäuschungen auswachsen, der mindestens so lange sprudelt, wie die Beziehung andauert.
Falls es also nicht um wesentliche Prinzipien geht, ist es vielleicht besser, wir lernen, mit diesen Mängeln zu leben. Sagen wir uns doch einfach: »Nun ja, so ist er/sie halt!« Wir legen gleichsam in unserem Gehirn einen Schalter um, und plötzlich ist da kein Problem mehr, wo wir vorher zu verzweifeln drohten.
Ein vollkommener Mensch, der weder Mängel noch schlechte Gewohnheiten aufweist, ist als Partner wohl eher langweilig. Außerdem: Wenn Sie jemanden ken-

nen lernen, der in Ihren Augen perfekt ist, dann stellt sich vielleicht heraus, dass dieser Mensch Sie keineswegs für makellos hält.
Wenn Ihr Partner an Ihnen herumnörgelt, entspannen Sie sich und genießen Sie es. Ja! Denn Nörgeln ist schließlich nur eine besondere Form, dem Partner seine Aufmerksamkeit zu schenken. Wenn Sie ihm oder ihr nicht wichtig wären, würde er oder sie dann Zeit und Energie aufwenden, um Sie zu »maßregeln«?

Kleine Risse kittet man besser sofort

Wie gut zwei Menschen auch zusammenpassen mögen, allein das Zusammenleben bringt unvermeidlich Reibereien mit sich. Doch gerade solche geringfügigen Differenzen sollten sofort beigelegt werden. Kitten Sie die kleinen Risse, damit daraus kein tiefer Bruch wird. Wenn ein Riss sich erst zum Spalt erweitert, zieht er eine Serie weiterer Risse nach sich. Das Ganze wird brüchig und ist kaum noch in Ordnung zu bringen, ohne Spuren zu hinterlassen. Meist zieht dies auch das Fundament in Mitleidenschaft.
Ein guter Gärtner entfernt Unkraut, sobald es sich zeigt. Lässt man es zu lange wachsen, muss man den ganzen Garten umgraben, um es wieder loszuwerden.
Unterschätzen Sie den Einfluss kleinerer Probleme nicht. Achten Sie darauf, dass sich daraus keine großen entwickeln.

Lassen Sie sich nicht von Ihren Hoffnungen enttäuschen

Erfüllung oder Enttäuschung entsteht aus unseren eigenen Erwartungen. Wir messen das, was wir haben, an dem, was wir uns erhofft hatten. Je weniger Sie also erwarten, desto geringer wird Ihre Enttäuschung ausfallen, desto mehr Erfüllung werden Sie finden. Diese Regel gilt für das Leben im Allgemeinen und für die Liebe im Besonderen.

Erwarten Sie nicht mehr, als Ihr Partner geben kann. Akzeptieren Sie die wechselseitigen Grenzen. Wie wundervoll eine Beziehung auch sein mag: Ihr Leben besteht nicht nur aus Ihrer Partnerschaft. Die Welt ist größer als Sie beide. Stellen Sie nicht den Anspruch, dass die Liebesbeziehung Ihnen höchste Erfüllung und ewiges Glück schenkt. So braucht jeder Mensch auch außerhalb der Beziehung Freunde. Es gibt Dinge, die sagt man lieber einem Freund als einem Liebhaber.

Manchmal sammeln sich in uns Energien an, die nach Ausdruck drängen, auch wenn dieser Ausdruck nichts mit Liebe zu tun hat. Daher ist es wichtig, dass wir auch außerhalb der Liebesbeziehung ein eigenes Leben führen.

Vermutlich scheinen Ihnen diese Betrachtungen recht banal, doch denken Sie an unser Motto: Der natürliche Weg ist der beste. Der natürliche Weg ist der einfachste. Und der einfache ist häufig der nächstliegende. Wir hoffen immer auf etwas ganz Besonderes, ja, Magisches, was unser Leben aus dem Alltagseinerlei heraushebt und es so einzigartig macht, wie wir uns insgeheim fühlen oder fühlen sollten. Das liegt einfach daran, dass wir vergessen haben, wie einzigartig und kostbar unser tägliches Leben an sich schon ist. Wir glauben immer, wir könnten die Plattenaufnahme unseres Lebens vervollkommnen, indem wir die Lautsprecher aufdrehen, ein paar extra Tonspuren hinzufügen und einige tolle Synthesizer-Effekte hineinmischen.

Genau das Gegenteil ist der Fall. Ein klassisches taoistisches Sprichwort besagt: »Die fünf Farben blenden unser Auge, die fünf Geschmacksrichtungen betäuben unsere Zunge.« Anders gesagt: Die Sucht nach immer stärkeren Reizen hindert uns daran, das wahrzunehmen, was bereits da ist. Wenn wir innehalten, den Verstärker herunterdrehen und wirklich achtsam sind, stellen wir bald fest, dass die einfachen Dinge mehr Tiefe aufweisen als jede Farbschicht, die wir auftragen, wie schillernd sie auch sein mag.

Wir alle suchen nach Sonderwegen, denn wenn für uns ein Sonderweg beschritten wird, dann heißt das doch, dass wir irgendwie »besonders« sind. Doch wir werden unsere Probleme nicht lösen, wenn wir dabei andere Menschen nachahmen. Stattdessen sollten wir unsere Probleme klar erkennen und ihre Behebung selbst in die Hand nehmen. Der Großteil der Meditationstechniken existiert nur, damit wir genau an diesen Punkt kommen. Dasselbe gilt für Feng Shui.

Ein bekannter Psychotherapeut meinte einmal, bei der Psychotherapie gehe es häufig nur darum, dafür zu sorgen, dass zwei Menschen, die sich zusammen in einem Raum aufhalten, ein normales Gespräch führen können.

Feng Shui, die Theorie von Yin und Yang sowie von den Fünf Elementen haben zum Ziel, dass wir uns an einem Ort aufhalten und spüren können, wie er auf uns wirkt. Dass wir mit anderen zusammen sein und fühlen können, wie sie mit uns zusammen den Raum ausfüllen. Gerade deshalb ist Feng Shui etwas ganz Besonderes.

10

Der ewige Wandel

Liebe und Liebesbeziehungen sind in jeder Hinsicht ein entscheidendes Element unseres Daseins. Liebe hebt uns und alle Wesen auf eine höhere Ebene. Das soll nicht heißen, dass der ewige Prozess des Wandels ein bestimmtes Ziel hat: Jeder Mensch hat seinen individuellen Pfad der Wandlung, der im Laufe des Daseins durchmessen wird. Eines aber sollten wir verstehen: Das Wichtigste ist der Prozess selbst.

Wenn jede Existenz Wandel bedeutet, was ist dann der Zweck unseres Daseins? Seit jeher sucht der Mensch eine Antwort auf diese Frage. Für die alten Weisen lag der Sinn des Lebens darin, das Wohlbefinden aller Wesen zu fördern. Der Sinn unseres Hierseins wäre also, unseren Beitrag dazu zu leisten, dass das Leben im Universum fortbestehen kann.

Daher ist die Frage im Grunde falsch gestellt: Der Sinn des Lebens nämlich ist das Leben selbst. Der Zweck des Lebens ist nichts anderes als das Leben. Unsere Aufgabe besteht darin, es in seiner ganzen Fülle zu erfahren. Wenn wir versuchen, unser Sein an eine Idee anzupassen, es nach bestimmten Regeln oder Vorschriften zu führen, setzen wir dem Leben Grenzen. Wir verhindern so, dass wir seine tiefere Bedeutung erfahren. Das soll nicht heißen, dass es keinen Sinn hat, Pläne zu machen. Nur dass es sinnlos ist, sein Leben mit aller Gewalt in ein Schächtelchen zu quetschen, auf dessen Deckel ein genaues Bild prangt, welches das Leben zeigt, wie es angeblich zu sein hat. Vieles im Dasein entzieht sich unserer Kontrolle. Wenn wir uns darauf versteifen, ein sinnvolles Leben müsse so und so aussehen, dann werden wir, sobald etwas geschieht, was nicht in unser Konzept passt, unser Leben als sinnlos und verfehlt empfinden. Manche Menschen grübeln jahrelang über ein Ereignis nach, das ihr Leben in ihren Augen hat entgleisen lassen. Andere, die eine weniger rigide Sichtweise haben, erkennen darin neue, unerwartete Chancen.

In diesem Buch geht es in erster Linie um Liebe und Liebesbeziehungen. Daher sollten wir uns nun endlich der Frage zuwenden, was Liebe eigentlich ist. Viele Menschen glauben, der Versuch, Liebe zu definieren, gehe zwangsläufig am Kern vorbei. Vom Standpunkt des Individuums betrachtet, stimmt das auch, denn die Manifestationen der Liebe sind bei jedem Menschen so verschieden, dass es schwierig wäre, auch nur eine Definition zu finden, die wirklich auf jeden Fall zutrifft. Auf einer höheren Ebene aber können wir die einende Kraft erkennen, die hinter all diesen Manifestationen wirkt. *Liebe ist der Prozess des dynamischen Ausgleichs zwischen Yin und Yang.* Und dieser kann im Inneren eines einzigen Menschen stattfinden, sich aber auch von einem Menschen auf den anderen richten – ohne dass dieser reagiert – oder wechselseitig zwischen zwei Menschen ablaufen. Und natürlich umfasst dieser Prozess am Ende auch alle lebenden Wesen.

Viele Menschen versuchen, das Wesen der Liebe von einem idealistischen Standpunkt her zu bestimmen. Dabei spielen dann Begriffe wie »Geben«, »Selbstaufopferung« oder »selbstlose Liebe« eine große Rolle. Vor dem Hintergrund der Theorie von Yin und Yang allerdings kann kein einseitiges Konzept als vollständig oder ganzheitlich gelten. Auch die selbstlose Zuneigung, die keine Gegenliebe erwartet, ist in Wirklichkeit nicht einseitig, denn in diesem Fall finden Geben und Nehmen gleichzeitig in derselben Person statt. Eine Reaktion von außen ist nicht unbedingt erforderlich. Die Liebe, die Eltern ihren Kindern entgegenbringen, wirkt auf den ersten Blick zwar selbstlos, doch die Eltern genießen ihre Fürsorge für das Kind und erhalten so einen »Gegenwert« für ihre Neigung.

Daher beginnen wir unseren Exkurs über das Wesen der Liebe mit der Selbstliebe, dem ausgeglichenen Zustand von Yin und Yang in einem Menschen, der dafür sorgt, dass wir die Erfüllung in uns selbst finden und uns selbst genug sind. Sich selbst genug sein heißt für viele Menschen, niemand anderen zu brauchen und keinerlei Beziehungen zur Umwelt zu unterhalten. Dies ist gerade das Gegenteil von dem, was hier mit diesem Begriff gemeint ist. Sich selbst genügen im Sinne einer inneren Harmonie stellt vielmehr die *notwendige Basis* für jede harmonische Beziehung zu anderen Menschen dar. Wenn unser Inneres von Chaos und Zwiespalt erfüllt ist, können wir keine befriedigenden Beziehungen mit anderen Menschen eingehen. Erst wenn wir die oben angesprochene innere Harmonie hergestellt haben, sind wir wahrhaft fähig, zu lieben. Jede Liebesbeziehung sollte in dem Sinne ausgewogen sein, dass keiner der

Partner sich für den anderen aufopfert oder in der Hoffnung auf Gegenliebe dem anderen hinterherläuft. Diese Ausgewogenheit muss in der Beziehung im Keim vorhanden sein. Sie durch zähes Verhandeln, eigene Opfer oder gar Geld herstellen zu wollen ist unsinnig. Erst wenn sich diese Balance von selbst ergibt und beide Partner gleichermaßen einbezieht, ist Liebe das, was sie tatsächlich sein sollte. Muss die Balance zwischen den Partnern erst ausgehandelt oder gar erworben werden, dann hat das mehr mit einem Geschäft zu tun als mit Liebe.

Wenn der Kreis der Liebe – der Maßstab für Tai Chi – sich erweitert, erreicht auch die spontane Harmonie ein neues Niveau: von innerer Harmonie zur Harmonie zwischen zwei Menschen und weiter zu noch höheren Ebenen. Leben zwei Menschen in einer harmonischen Beziehung, können sie diese auf die Familie ausdehnen, ja, auf die Gesellschaft als Ganzes. Je mehr sich der Kreis der Harmonie erweitert, desto tiefer wird die Liebe. Daher ist die Liebe zwischen zwei Menschen oberflächlicher und kurzlebiger als eine solche, die noch die Familienmitglieder, Freunde oder die Mitglieder einer größeren Gemeinschaft umfasst. Vom Individuum bis zur Gesellschaft weist jede Ebene ihr eigenes Gleichgewicht zwischen Yin und Yang auf. Doch wenn die Harmonie in einer Beziehung sich auf immer mehr Ebenen ausdehnt, wird damit auch die Beziehung tiefer.

Die Vereinigung zwischen Yin und Yang, die Menschen in einer Beziehung anstreben, entsteht aus der Suche nach Glück, Sicherheit, Erfüllung usw. Doch in jeder Beziehung hat Freude immer den Schmerz als Partner,

Erfüllung geht mit Enttäuschung einher. Das Verhältnis der gegensätzlichen Pole zueinander ist in jeder Partnerschaft anders. Daher heißt es in einem chinesischen Sprichwort, die Ehe sei wie eine Mauer. Wer auf der einen Seite steht, möchte unbedingt auf die andere. Wer die andere Seite kennt, will unbedingt zurück. Spielt der Schöpfer also mit uns? Oder warum lässt er uns in solch eine widersprüchliche Situation geraten?

Vielleicht müssen wir unser Leben sowie die Beziehung zwischen Mann und Frau wieder einmal von einem höheren Standpunkt aus betrachten, um diese Frage lösen zu können. Einige Paare bleiben ihr Leben lang in einer einzigen glücklichen Beziehung, andere kämpfen sich durch immer neue Partnerschaften. Ist Ersteres nun besser als Letzteres? Kann man davon ausgehen, dass eines der Paare glücklicher ist als das andere? Wenn ein Mensch ein behagliches, einfaches Leben hat, kann man ihn als glücklich betrachten. Man könnte allerdings auch denken, dass er in seiner Entwicklung eine Pause einlegt, weil er für höhere Herausforderungen einfach noch nicht reif ist. Einige Menschen erleben viele schwierige Situationen, und ihre Beziehungen enden auf tragische Weise. Das kann man natürlich als Katastrophe sehen. Man könnte allerdings auch denken, dass diese Menschen stark genug sind, um mit solchen Problemen fertig zu werden, sodass das Schicksal ihnen schwierigere Lektionen auferlegt.

Liebe und Ehe sind letztlich Instrumente, die uns auf unserem Weg in die Ewigkeit weiterbringen. Dabei können wir Erfüllung erleben oder einen Mangel an Erfüllung. Wir können eine kurzfristige Beziehung haben oder eine lebenslange Ehe führen. All dies sind nur verschiedene Manifestationen des Entwicklungsprozesses. Wir sollten lernen, unser Leben zu schätzen, und uns klar machen, dass es darum geht, den »Prozess« des Daseins zu meistern und uns unser selbst bewusst zu werden.

Das Leben ist sowohl gewöhnlich als auch außergewöhnlich. Es scheint, dass wir zu unseren speziellen Lebensumständen durch reinen »Zufall« gekommen sind. Andererseits spielt wohl auch das Schicksal eine Rolle, denn die Tatsache, dass in der unendlichen Weite von Raum und Zeit ein Mensch einen anderen trifft und mit ihm eine Verbindung eingeht, ist letztlich so unwahrscheinlich, dass sie wie ein Wunder wirkt.

Freude, gemeinsam Erreichtes, Streitigkeiten, Scheidung: All dies sind äußere Manifestationen, denen wir aufgrund unserer inneren Anhaftungen ein Werturteil überstülpen. Dies ist der Yang-Aspekt der Erscheinungswelt.

Genauso wichtig oder sogar noch wichtiger ist der Yin-Aspekt – die innere Wandlung, die durch solche Geschehnisse ausgelöst wird. Diese innere Wandlung bestimmt doch, was aus uns wird.

Der Weg zur Spiritualität

Die Vereinigung in Liebe ist ein spiritueller Prozess, bei dem wir durch innere Wandlung eine höhere Stufe des Seins erreichen. Was aber heißt es, wenn wir diesen

Prozess »spirituell« nennen? Wie lässt sich das Wesen der Spiritualität bestimmen?

Religiöse Menschen sehen Spiritualität immer vor dem Hintergrund ihres Glaubens. Philosophen erblicken darin vielleicht ein bestimmtes Wertesystem, das zu einem wünschenswerten Sozialverhalten führt. Wir »Normalbürger« verstehen unter dem Begriff der Spiritualität meist eine Mischung aus Moral, ethischem Verhalten und Herzensgüte. Doch all diese Definitionsversuche bleiben am Ende etwas schuldig. Denn Menschen mit gutem Herzen besitzen vielleicht nicht die nötige Weisheit, um wirklich »Gutes« zu tun. Moral ist häufig eher eine Frage des soziokulturellen und geschichtlichen Hintergrundes: Dinge, die vor einigen hundert Jahren noch als unmoralisch galten, werden heute als tugendhaft betrachtet. Was in einer Kultur als abnorm eingestuft wird, ist in der anderen völlig normal. Daher kann Spiritualität letztlich nicht von Religion oder Kultur abhängen, da beides dem Wandel unterworfene Phänomene sind.

Unsere Wertvorstellungen, die wir auf Menschen und Dinge anwenden, sowie das daraus resultierende Verhalten lassen uns gut oder böse, moralisch oder unmoralisch, großzügig oder geizig, mitfühlend oder kalt, liebevoll oder grausam erscheinen. Doch all das hängt einzig und allein von unserem Standpunkt ab. Je nachdem, ob wir einen engen oder weiten Blickwinkel haben, können die Dinge eine sehr verschiedene Erscheinungsform annehmen. Solch eine mehr oder weniger beschränkte Sichtweise hat ihre Wurzeln letztlich in der Begrenzung, die Raum und Zeit uns scheinbar auferlegen.

Spiritualität hat also mit unserer Sicht von Raum und Zeit zu tun. Je weiter unsere Perspektive in dieser Hinsicht ist, desto spiritueller ist unsere Natur.

Ein Beispiel: Einem jungen Mann wird gekündigt. Vielleicht empfindet er nun Enttäuschung, Frustration und Zorn auf den Chef. Wenige Monate später aber findet er einen besseren Job, und seine Wut auf den früheren Chef verraucht. Vielleicht kommen die beiden jetzt sogar ganz gut miteinander aus. Wieder einige Jahre später ist er in seinem neuen Beruf auf der Erfolgsleiter nach oben geklettert und seinem alten Boss in gewisser Hinsicht sogar dankbar. Im Laufe der Zeit verändert sich also die Reaktion auf das Ereignis von einer ausgesprochen negativen Bewertung zu einer entschieden positiven.

Wenn wir also bereits zu Beginn der gesamten Entwicklung unseren Blickwinkel entsprechend erweitern, werden wir anders reagieren – innerlich und nach außen hin. Vielleicht wird dem jungen Mann in dem Beispiel dann früher klar, dass er für seinen zuerst gewählten Beruf wirklich nicht geeignet ist. Nun fühlt er sich frei, nach einer besseren Möglichkeit zu suchen. Vor diesem Hintergrund könnte es sogar sein, dass er dem Herrn, der ihn vor die Tür setzt, nur freundlich zulächelt, bevor er sich von ihm verabschiedet.

Dasselbe gilt für das Ende von Beziehungen. Wenn es zur Trennung kommt und wir in der Lage sind, das große Ganze im Blick zu behalten, dann lassen wir das Stadium der Verbitterung und des Schmerzes relativ schnell hinter uns, weil wir direkt auf ein neues, besser zu uns passendes Leben zusteuern.

Häufig hört man von Liebenden, der Partner sei »ihr

Leben«. Wenn diese Beziehung scheitert, dann müsste ihr Leben also vorüber sein. Tatsächlich aber wandelt sich das Leben der Betroffenen nach der ersten Phase der Trauer, weil die Energie, die bislang in der unbefriedigenden Beziehung gebunden war, nun frei ist und damit ein neues Leben beginnt. Ein »gebrochenes Herz« ist noch lange nicht das Ende. Vielleicht markiert es sogar einen neuen Anfang.

Wenn wir auf engem Raum leben, ist unsere Perspektive natürlich beschränkt. Stehen wir vor einem Wolkenkratzer, können wir von dem ganzen Gebäude nur den Eingang und einen Teil der Fassade sehen. Das Gebäude als Ganzes entzieht sich unserem Blick. Stehen wir 30 Meter weiter weg, bekommen wir schon einen umfassenderen Eindruck von dem Bau. Und aus der Vogelperspektive können wir nicht nur die Architektur des einen Wolkenkratzers einschätzen, sondern auch noch sein Verhältnis zu den umgebenden Gebäuden. Unsere Perspektive wird immer umfassender. Je weiter unser Blickwinkel ist, desto mehr sind wir in der Lage, das Ganze zu erfassen.

Stehen wir dicht vor einer Gruppe Menschen, erkennen wir leicht, ob jemand »besser« aussieht als sein Nachbar. Wir haben unsere festen Meinungen und Wertvorstellungen und wenden sie als Maßstab an. Stehen wir 100 Meter weiter entfernt, dann verwischen sich diese Unterschiede. Wir differenzieren die Menschen nicht mehr derart oberflächlich, unsere Werturteile lösen sich auf.

Astronauten, die im Weltall erleben, wie winzig klein unsere Erde ist, empfinden eine tiefe innere Demut. Je weiter unser Blick auf Raum und Zeit wird, desto bescheidener werden wir, umso weniger beurteilen wir das Leben nach unseren vergänglichen, oberflächlichen Maßstäben, desto mehr Mitgefühl haben wir mit allem, was uns begegnet.

Der Maßstab, in dem wir Raum und Zeit wahrnehmen, ist gleichzeitig ein Maß für unsere spirituelle Entwicklung. Viele Menschen konzentrieren sich nur auf das Naheliegende: Beruf, Familie, Kinder, Heim. Freud und Leid von Familie und Freunden berühren sie, alles weiter weg Liegende ist für sie jedoch von geringerer Bedeutung. Freudentage oder Katastrophen in der Ferne scheinen irgendwie irreal. Hunderttausende von Toten sind für sie »nur eine Zahl«. Die Sympathien wirklich spiritueller Menschen reichen weiter. Das Mitgefühl von Menschen, die das Stadium der Heiligkeit erlangen, schließt die ganze Welt ein, alle Wesen, nicht nur in der Gegenwart, sondern auch in der Vergangenheit und in der Zukunft.

Dieser Prozess, in dem unsere Perspektive sich immer mehr erweitert, ist der Weg der »Transzendenz«. Das größte Hindernis auf dem Pfad zur Transzendenz ist Anhaftung. Anhaftung ist die wahre Quelle menschlichen Leids. Anhaftung entsteht aus Unwissenheit: aus der Unfähigkeit, die wahre Natur der Dinge zu erkennen. Ein umfassender Blickwinkel erlaubt uns, die Dinge als Ganzes zu sehen und nicht nur irgendeinen Teilaspekt. Wenn wir Raum und Zeit in größerem Maßstab wahrnehmen, wird uns bewusst, dass das, woran wir so verzweifelt haften, ohnehin vergänglich ist. Und dass es einfacher ist, loszulassen. Auf diese Weise machen wir eine tiefe spirituelle Entwicklung durch.

Wenn Liebe also ein spiritueller Prozess ist, müssen

wir auch die Beziehung zwischen zwei Menschen von einem höheren Standpunkt aus betrachten. Wir leben zwar von Augenblick zu Augenblick, dürfen aber das große Ganze von Raum und Zeit nicht aus den Augen verlieren. Wir sollten nicht zu lange an den vergänglichen Ereignissen des Alltags hängen bleiben. Wenn wir das gegenwärtige Geschehen aus einer höheren Perspektive wahrnehmen, scheint es lange nicht mehr so drängend, so überaus wichtig, wie es uns vorkommt, wenn wir unseren Blick nur auf das Aktuelle richten.

Wir wissen, dass Leben mehr ist als ein biologischer Prozess. Meist aber müssen wir uns noch klar machen, dass sich das Leben auch nicht in Emotionen erschöpft. *Das Leben ist letztlich ein spiritueller Prozess.* Daher sollten wir uns keine Illusionen schaffen, denen wir dann irgendwann unweigerlich in die Falle gehen. Jeder Moment ist zwar vergänglich, doch er ist auch real und äußerst kostbar – ganz egal, wie er sich manifestiert. Ob er nun unserer Einschätzung nach positiv oder negativ ist, wir sollten dankbar sein, dass wir Gelegenheit haben, diese Erfahrung zu machen. Spaß, Lachen, Freude und Glück sind wunderbar – und vergänglich. Ohne den Kontrast mit Kummer und Leid bleiben sie gar nur oberflächlich. Allein Probleme schaffen wirkliche Tiefe.

Menschen, die Rückschläge und Ablehnungen erlebt haben, können das Leben erst richtig schätzen. Erst wenn Sie in der Liebe auch Verluste erfahren haben, können Sie ermessen, was Liebe ist. Kein Leben, keine Beziehung ist nur negativ oder positiv. Alle Erfahrungen sind vergänglich. Das dynamische Hin-und-her-Schwingen zwischen dem, was wir für positiv oder negativ halten, verleiht uns Tiefe und Energie. Wenn wir diese Wand-

lungsvorgänge von einem höheren Standpunkt aus sehen können, hören wir auf, einem Extrem nachzulaufen und das andere zu verteufeln. Dann stellen sich langsam wirklich inneres Gleichgewicht und Friede bei uns ein. Nur der innere Friede, den wir im Prozess des Lebens und Liebens gewinnen, ist wahrhaft unvergänglich.
Was aber ist innerer Friede? Damit ist kein statischer, unbeweglicher Zustand gemeint, sondern ein ständiges Gewahrsein, eine tiefe Teilhabe am Spiel zwischen Yin und Yang, an Vereinigung und Trennung – und zwar auf jeder Ebene der Existenz. Innerer Friede ist die Erkenntnis, dass jede Form der Erfahrung, wie auch immer sie aussehen mag, aus ebendieser spannungsgeladenen Interaktion zwischen den Polaritäten besteht. Und dass jedes Ereignis, positiv oder negativ, Teil der unendlichen Geschichte ist – die sich am Ende als Liebesgeschichte erweist.

Dank

Ich danke meinen Schülern und Freunden, die mich ermutigt haben, dieses Buch zu schreiben. Für ihre klugen Ratschläge und ihre aufmerksame Lektüre des Textes möchte ich im Besonderen danken: David Abbot, Bertha Aybar, Myrna Elias, Kate Fletcher, Irene Gonzalez, Christy Raedek, Bekka Rauve, Nance Scott, Barbara Setters und Helga Umpierre.
Mein Dank gebührt außerdem Jo Rothenberg für die unschätzbare Hilfe bei der Fahnenkorrektur. Viele nützliche Ratschläge erhielt ich außerdem von Earl King jr., dem ich hier herzlich danken möchte.

Lillian Too

Schlüssel zum Glück mit Feng Shui

Praktische Tipps zur Steigerung der Lebensqualität

Nach chinesischer Vorstellung gibt es acht Arten des Reichtums. Lillian Too erklärt, wie Feng Shui zur Steigerung der Lebensqualität genutzt werden kann und zu Gesundheit, familiärem Glück, gesellschaftlicher Anerkennung und beruflichem Erfolg führt. Anhand gut nachvollziehbarer Anleitungen zeigt sie, wie diese Art des »inneren« Feng Shui angewandt wird.
Denn der Schlüssel zum Glück liegt auch im persönlichen Wachstum.

Knaur
MensSana

Lillian Too

Die Grundlagen des Feng Shui

Ein Praxisbuch für Einsteiger

Praxisnah und leicht verständlich bietet die renommierte Expertin Lillian Too in diesem Arbeitsbuch eine fundierte Einführung in die Grundprinzipien des Feng Shui. Sie zeigt, dass Feng Shui eine Sammlung von erlernbaren Techniken ist, die jeder systematisch anwenden und vervollkommnen kann. Lillian Too beschreibt in ihrem Buch die Grundlagen des Feng Shui. Sie vermittelt die wesentlichen Fakten, zahlreiche Illustrationen veranschaulichen die verschiedenen Symbole und Werkzeuge des Feng Shui und machen die Gestaltungs- und Veränderungsvorschläge nachvollziehbar.

Angelika Ißlinger

Innere Stärke gewinnen

Anleitung zum energetischen Selbstschutz

Wir alle kennen Situationen im Alltag, in denen wir uns überfordert und gestresst fühlen. In solchen Momenten benötigen wir Schutz. Dieses Praxisbuch bietet wirkungsvolle Anleitungen, wie wir uns vor Energieverlust schützen, unsere Kraft zentrieren und unsere Energie maximal für uns nutzen können.

Knaur MensSana

Penny McLean

Interview mit dem Schicksal

Ist unser Leben vorherbestimmt oder gibt es einen freien Willen? Die Antworten, die Penny McLean vom Schicksal erhält, geben Aufschluss darüber, wie viel Eigenverantwortung wir für unser Handeln haben, warum Dinge geschehen, die ungerecht sind oder verletzend ... Die Botschaften lassen uns die täglichen Herausforderungen besser annehmen und unterstützen uns auf der Suche nach dem Sinn des Lebens.